明明白白学超声

心脏超声入门

主编

赵维鹏　潘翠珍　舒先红

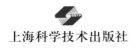
上海科学技术出版社

图书在版编目（CIP）数据

心脏超声入门 / 赵维鹏, 潘翠珍, 舒先红主编.—
上海：上海科学技术出版社, 2019.5（2025.5重印）
（明明白白学超声）
ISBN 978-7-5478-4324-6

Ⅰ.①心… Ⅱ.①赵… ②潘… ③舒… Ⅲ.①心脏病
－超声波诊断 Ⅳ.①R540.4

中国版本图书馆CIP数据核字（2019）第021104号

心脏超声入门

主编 赵维鹏 潘翠珍 舒先红

上海世纪出版(集团)有限公司
上海 科 学 技 术 出 版 社 出版、发行
（上海市闵行区号景路159弄A座9F-10F）
邮政编码201101 www.sstp.cn
上海雅昌艺术印刷有限公司印刷
开本 889×1194 1/32 印张 6.875
字数 150千字
2019年5月第1版 2025年5月第10次印刷
ISBN 978-7-5478-4324-6 / R·1778
定价：49.00元

本书如有缺页、错装或坏损等严重质量问题，请向印刷厂联系调换

内容提要

本书是学习心脏超声的入门教程，配有205幅图和110余帧影像视频，文、图与动态视频结合，介绍了超声心动图的基本原理和操作方法，以及常见心脏疾病的临床特征、血流动力学变化、超声诊断要点和注意事项，以方便超声初学者学习掌握心脏超声的基础知识。

编者名单

主　编

赵维鹏　潘翠珍　舒先红

副主编

董丽莉　孔德红

作者名单

（按姓氏拼音排序）

陈海燕　陈永乐　董丽莉　方晓燕　孔德红

李　权　李　伟　李　政　罗丽敏　潘翠珍

舒先红　孙敏敏　汪咏莳　许　诺　姚豪华

赵维鹏

序 言

　　心血管疾病是危害人类健康的首要疾病,被称为第一杀手。超声心动图是心血管疾病首选的影像学检查方法,它能清晰、直观、实时地显示心脏各结构的形态、空间位置及连续关系,定量评估心肌节段和整体功能以及血流动力学信息,是心血管疾病诊断不可缺少的工具。

　　掌握心脏超声图像判读,应该是心脏内外科医师、急诊科医师、麻醉科医师的基本技能,对患者的及时诊治非常重要。学习应用心脏超声技术进行快速准确的诊断,需要一本内容简明扼要、易懂易学的入门书,阐述超声心动图的基本原理和主要方法,常见疾病的临床特征、血流动力学变化、超声诊断要点及注意事项。《心脏超声入门》这本书便是在这种背景下由复旦大学附属中山医院、复旦大学附属中山医院厦门医院、上海市心血管病研究所、上海市影像医学研究所心脏超声诊断科同仁设计和编写的。全书共计10万字,插图205幅,配有110余帧扫码观看的影像视频,图文并茂,并在内容中融入了最新的中外指南精要。

　　本书供超声医师、内科医师、外科医师、急诊科医师、麻醉科医师以及相关专业研究生参考使用。相信本书对在临床普及和推广超声心动图诊断将起到积极的推动作用。

中国科学院院士　葛均波

2019.1

前　言

在近十几年里，随着微电子技术和数字化图像处理能力的突飞猛进，心脏超声诊断设备更加便携，图像愈发清晰锐利，工作模式也发生了翻天覆地的变化。技术的进步使得更多的医师（包括急诊科医师、重症监护医师及麻醉科医师）有机会自己拿起超声探头为患者进行检查，通过即时床旁超声心动图检查，评估解剖结构及血流动力学状态，并迅速地判断导致血流动力学不稳定的可能原因，如低血容量、左心衰竭或右心衰竭、心包积液和明显的瓣膜疾病。

如何应用心脏超声技术进行快速准确的诊断，依然依赖于操作者本身所具备的超声诊断基础知识。在这样的时代背景下，就需要有一本内容简明精要且与时俱进的入门书，来阐述医师应熟知的超声心动图的基本原理和主要方法，以及常见疾病的临床特征、血流动力学变化、超声诊断要点和注意事项。临床一线人员通过掌握这些知识，并紧密结合临床实际，才能对超声检查结果进行较为客观的分析并做出准确应对。于是《心脏超声入门》一书便应运而生，供心脏超声医师、心血管相关科室临床医师及研究生参考使用。

全书共约10万字，配有205幅插图，以及110多个可随时扫码观看的影像视频,力求语言凝练、图文并茂,并在内容中融入最新的中美指南精要。本书是为超声专业医师入门所精心准备的,也可以作为有经验的超声医师更新知识的快速读物。

本书承蒙葛均波院士百忙之中拨冗作序,由复旦大学附属中山医院、复旦大学附属中山医院厦门医院、上海市心血管病研究所、上海市影像医学研究所心脏超声诊断科同仁凝聚心力写就,内容和图片皆为原创。囿于水平,书中难免存在错误与疏漏,诚请各位同道和广大读者斧正。

赵维鹏　潘翠珍　舒先红

2019.1

目　录

第一章

总　论

从20世纪50年代开始，瑞典学者 Edler 和德国学者 Hertz 共同开启了超声无创探查心脏的先河。经过近60年的发展，超声心动图以其无创、可视化、实用、可移动等优点，在临床医疗一线发挥着越来越多的作用，已经成为临床工作中不可或缺的重要部分。

第一节 · 仪器和探头

一、彩色超声诊断仪

医用彩色超声诊断系统的基本构成如下。

1. **探头** · 发射和接收超声声束，放大人体返回的超声信号。超声探头常采用压电晶体，当电流通过晶体时，晶体会发生高频振动，将电流转化为超声波，并接受和处理人体返回的超声波信号，将其转化为电信号。因此，其具有发射和探测声波的双重作用。医用探头具有固定频率范围，其分辨率与探头穿透力呈负相关，高频探头具有较好的分辨率，但穿透力较差，需根据不同检查器官选择合适的探头。通常成人经胸心脏超声的探查深度为16～20 cm，检查用2.5～3.5 MHz的探头；经食管心脏超声的探查深度为7～14 cm，检查用4～7 MHz的探头。

2. **主机** · 进行超声图像的数字化处理。彩色超声诊断仪具备二维实时超声成像、彩色血流成像（CDFI）、脉冲多普勒成像（PW）、连续多普勒成像（CW）及 M 型扫描等功能，目前在临床广泛应用的心脏超声诊断仪多数也具备心肌组织多普勒成像功能，较为高端的心脏超声诊断仪配有三维成像探头，具有实时三维成像功能。仪器配备测量功能，用于测量两点间的距离、二维图像的面积、血流速度和时间、频谱多普勒压力峰值和描记。由于心脏的解剖和功能特点与其他脏器不同，心脏超声诊断仪常配有心电图电极线，能够实时显示超声动态图像和与之同步的心电信号。

3. **屏幕** · 超声图像显像，一般都配有液晶或发光二极管（LED）彩色大显示屏。

二、图像调节技巧

检查者可调节以下仪器设置以获取满意的图像。

1. 二维灰阶图像

▷ 前处理：在超声诊断仪上预先设置适合心脏超声的检查条件组合，在实际检查时通过菜单选择预设的检查条件组合。目前多用谐波显像滤去多余干扰信号。

▷ 深度/横向增益补偿（DGC/TGC）：调节图像在深浅层次及图像左右横向回声强度，可手动提高关注区域回声强度或降低周边回声强度。

▷ 总增益：可调节图像回声稀密度。与 DGC 相比，总增益调节是对整幅图像回声稀密程度的统一增加或减弱。

▷ 发射聚焦数及聚焦区深度：位于聚焦区域的超声图像分辨率最高，因此聚焦区域应尽量调节至超声检查或测量观察的区域。

▷ 自动优化：新一代的超声诊断仪多有一键优化功能，能够自动根据被检查者的个体情况最大限度地优化图像；也可以根据检查者的需要做个性化调节。

2. 彩色多普勒血流图

▷ 彩色取样框调节：提高彩色血流敏感性显示。取样框大小取决于取样区域的大小，不可过大，以略大于需要显示的区域为最佳。

▷ 彩色总增益：根据被测血流速度的大小适中调节，以清晰地显示取样框范围的全部血流而彩色溢出最低为佳。

▷ 彩色最大测量速度（scale）：心腔内多为高速血流，通常 scale 范围在 40 ~ 70 cm/s，若观察冠状动脉内血流、心房间分流、腔静脉及肺静脉回流等低速血流时，须注意调低 scale 范围，使血流能够较为清晰地显示。需注意 scale 过低时，易出现彩色溢出和彩色混叠，导致血流量高估，甚至无法观察。

▶ 彩色滤波器：应根据血流速度大小适当调节，滤除一般情况下血流以外的其他组织结构活动所致的干扰信号或彩色伪像。

3. 多普勒频谱

▶ 取样线的放置：取样线指向发射多普勒超声的声束方向。该线通过彩色流道直径的中轴时可获得具代表性的流速曲线。

▶ θ角（声束-流向夹角）：按照多普勒原理，只有平行一致的θ角测定的流速才更接近真实，临床应用中应注意调节图像位置使此角尽量小于30°，若大于60°时必须校正。

▶ 取样容积：必须置于流道中轴处，并调节取样门宽。小门 $1 \sim 2$ mm，用于观察曲线下窗口大小及有无湍流；大门占管腔内径的 $1/2 \sim 2/3$，用于低容量、低流速血流的检测。

三、其他设备

1. **检查室** · 心脏超声检查室需具有适当的采光和照明条件，配备室温调节及消毒设备，并保持空气流通。

2. **监护设备** · 心脏超声检查需配备心电、血压、血氧饱和度等监测设备，具备吸氧、静脉输液、吸痰、除颤、急救药品等急救条件。检查者必须熟悉监护和抢救设施的使用，尤其是经食管超声检查为半侵入性操作，检查者要有防范和应对相关并发症的能力。

3. **超声造影剂** · 心脏超声检查中，右心声学造影对异常分流的诊断能提供有价值的信息，而且价格低廉，使用方便，副作用小，故心脏超声检查室应常备右心声学造影试剂和超声造影器材。有条件的中心可以配备左心造影试剂，注意左心造影试剂有偶见的过敏反应，检查者需提高对过敏反应的认识，及早识别和对症处理。

4. **超声探头消毒设备** · 主要是针对食管超声探头及咬口器的浸泡消毒，需要桶形容器或浸泡槽、相关消毒药品和专用的清洗水槽，并配备合适的食管超声探头悬挂或放置场地。

第二节·标准系列切面

超声声束沿某一个方向"切割"心脏，即可获得某一特定切面的超声图像。熟悉心脏的位置及结构是理解并采集超声心动图切面的基础。心脏位于胸腔，约2/3位于身体正中线的左侧，1/3位于正中线的右侧，前方有胸骨体和第2～6肋软骨，两侧与胸膜腔和肺相邻。心脏具有方向性，其长轴自右肩斜向左肋下区，与正中线构成45°角。心底部朝向右后上方，主要由左心房及小部分的右心房构成，被出入心脏的大血管根部及心包折返缘所固定；心尖部游离，由左心室构成，朝向左前下方；右心室位于最前方。

常规的超声心动图声窗包括左侧胸骨旁、左侧心尖区、剑突下及胸骨上凹区等。

1. 采集左侧胸骨旁切面·嘱患者采取左侧卧位，即身体左倾，与检查床成90°，左手放在头后，右手置于大腿上，并连接模拟心电图导联。嘱患者平静呼吸，如果图像质量不佳，可嘱患者呼气并屏气以减小肺对图像质量的影响。

2. 采集心尖切面·患者左倾角度可稍微减小至30°～60°。

3. 采集剑突下切面·患者应采取仰卧位，两腿屈起以使腹肌尽量松弛，吸气并屏气可改善图像的质量。

4. 采集胸骨上凹切面·患者应采取低枕仰卧位。需要注意的是，切面的确切位置因人而异，并非每位患者都能获得所谓的"标准"切面。切面的采集是超声心动图医师的基本功，只有反复练习并加以总结才能随心所欲地获取想要的切面。

检查时可按照左侧胸骨旁（长轴、短轴）、左侧心尖区、剑突下和胸骨上凹逐次进行检查。

一、左侧胸骨旁切面

1. **胸骨旁左心室长轴切面**·将探头放置于胸骨左缘第2～4肋间，示标朝向患者右肩（图1-2-1），可获得胸骨旁左心室长轴（PSLAX）切面，该切面可观察二尖瓣、主动脉瓣、主动脉根部、前间隔、左心室下侧壁、左心室腔及左心房等结构（图1-2-2、视频1-2-1）。

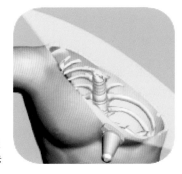

图1-2-1
胸骨旁左心室长轴切面扫查方法

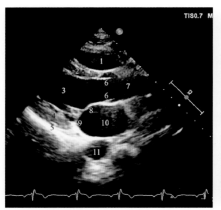 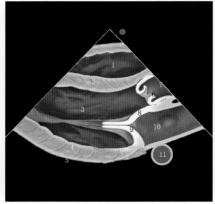

图1-2-2　正常人的胸骨旁左心室长轴切面（左图·影像图；右图·结构图）。1：右心室腔；2：前间隔；3：左心室腔；4：左心室下侧壁；5：心包；6：主动脉瓣；7：主动脉；8：二尖瓣前叶；9：二尖瓣后叶；10：左心房；11：降主动脉

视频1-2-1
正常人的胸骨旁左心室长轴切面

　　2. 右心室流入道切面·在图1-2-1左心室长轴切面的基础上将探头顺时针旋转20°～30°并略向下倾斜,可获得右心室流入道切面,该切面在观察三尖瓣结构中必不可少(图1-2-3、视频1-2-2)。

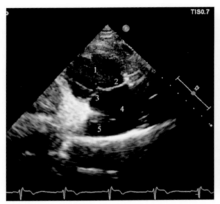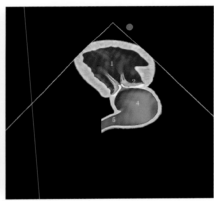

图1-2-3　右心室流入道切面(左图·影像图;右图·结构图)。1:右心室腔;2:三尖瓣前叶;3:三尖瓣后叶;4:右心房;5:下腔静脉

　　3. 胸骨旁大血管短轴切面·在图1-2-1左心室长轴切面的基础上,将探头顺时针旋转90°,使示标朝向患者左肩(图1-2-4),可得到胸骨旁大血管短轴切面(图1-2-5、图1-2-6、视频1-2-3、视频1-2-4)。该切面是用于观察主动脉瓣、主动脉窦部、右心室流出道、肺动脉瓣、肺动脉、左右心房及房室间隔等的重要切面。

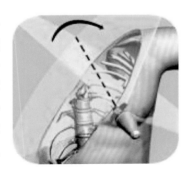

图1-2-4　胸骨旁大血管短轴切面扫查方法

视频1-2-2
右心室流入道切面

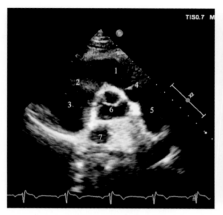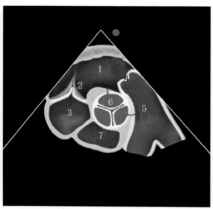

图1-2-5　胸骨旁大血管短轴切面（左图·影像图；右图·结构图）显示肺动脉。1：右心室流出道；2：三尖瓣；3：右心房；4：肺动脉瓣；5：肺动脉主干；6：主动脉瓣；7：左心房

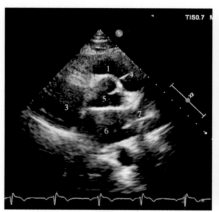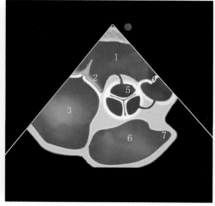

图1-2-6　胸骨旁大血管短轴切面（左图·影像图；右图·结构图）显示左心耳。1：右心室流出道；2：三尖瓣；3：右心房；4：肺动脉瓣；5：主动脉瓣；6：左心房；7：左心耳

视频1-2-3
胸骨旁大血管短轴切面显示
肺动脉

视频1-2-4
胸骨旁大血管短轴切面显示
左心耳

4. 左心室短轴切面·在大血管水平短轴切面的基础上，向下压探头，可分别得到不同水平的左心室短轴切面。

▶ 二尖瓣水平切面：可用于评估二尖瓣形态、左心室壁厚度及运动等（图 1-2-7、视频 1-2-5）。

▶ 乳头肌水平切面：可用于评估左心室壁运动及乳头肌功能等，也是测量左心腔大小、左心室壁厚度的重要切面（图 1-2-8、视频 1-2-6）。

▶ 左心室心尖水平切面：可用于观察左心室心尖部室壁运动、室壁瘤、心尖肥厚及心尖部血栓等（图 1-2-9、视频 1-2-7）。

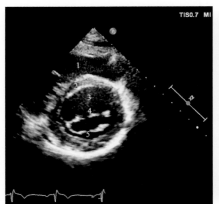 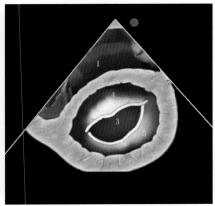

图 1-2-7　二尖瓣水平左心室短轴切面（左图·影像图；右图·结构图）。1：右心室腔；2：室间隔；3：左心室腔；4：二尖瓣前叶；5：二尖瓣后叶

视频 1-2-5
二尖瓣水平左心室短轴切面

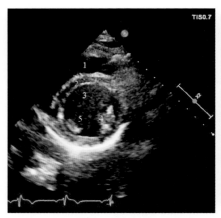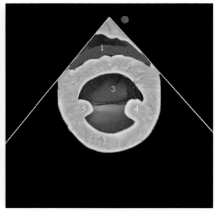

图1-2-8 乳头肌水平左心室切面（左图·影像图；右图·结构图）。1：右心室腔；2：室间隔；3：左心室腔；4：前组乳头肌；5：后组乳头肌

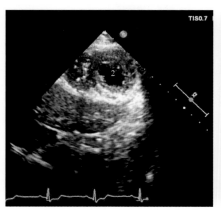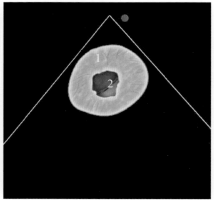

图1-2-9 心尖水平左心室短轴切面（左图·影像图；右图·结构图）。1：室间隔；2：左心室腔

视频1-2-6
乳头肌水平左心室短轴切面

视频1-2-7
心尖水平左心室短轴切面

二、左侧心尖区切面

1. **心尖四腔心切面**·将探头置于左心室心尖部，一般在左侧腋前线、第4或第5肋间，示标朝向患者左腋下（图1-2-10），可得到心尖四腔心切面（A4C，图1-2-11、视频1-2-8），该切面可用于评估腔室大小、左右心室及房室瓣功能。

2. **心尖五腔心切面**·在心尖四腔心切面的基础上将探头轻微上翘，可得到心尖五腔心切面（A5C，图1-2-12、视频

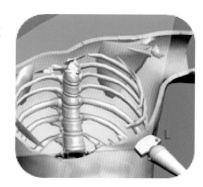

图1-2-10　心尖切面扫查方法

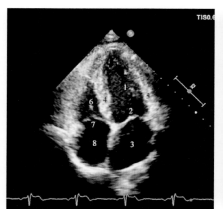
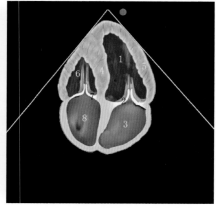

图1-2-11　心尖四腔心切面（左图·影像图；右图·结构图）。1：左心室腔；2：二尖瓣；3：左心房；4：下间隔；5：左心室侧壁；6：右心室腔；7：三尖瓣；8：右心房

视频1-2-8
心尖四腔心切面

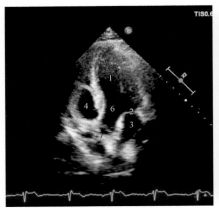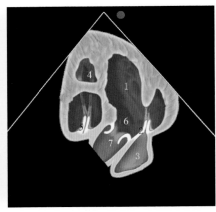

图1-2-12　心尖五腔心切面（左图·影像图；右图·结构图）。1：左心室腔；2：二尖瓣；3：左心房；4：右心室腔；5：三尖瓣；6：左心室流出道；7：主动脉根部

1-2-9），此切面可用于观察左心室流出道及主动脉瓣，也是对其进行多普勒检查的最佳切面。

　　3. 心尖三腔心切面·在心尖四腔心切面的基础上，将探头逆时针旋转约120°，可得到心尖三腔心切面（A3C，图1-2-13、视频1-2-10），此切面与胸骨旁左心室长轴切面相似，只是方向不同。

　　4. 心尖二腔心切面·在心尖三腔心切面的基础上将探头顺时针旋转60°，可得到心尖二腔心切面（A2C，图1-2-14、视频1-2-11），该切面可显示二尖瓣以及左心室的前壁和下壁。

视频1-2-9
心尖五腔心切面

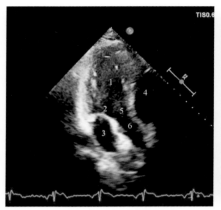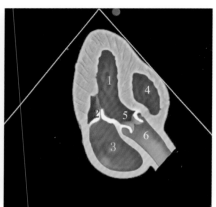

图1-2-13 心尖三腔心切面（左图·影像图；右图·结构图）。1：左心室腔；2：二尖瓣；3：左心房；4：右心室腔；5：左心室流出道；6：主动脉根部

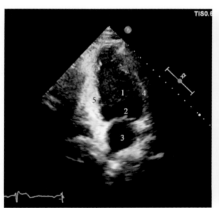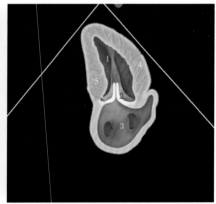

图1-2-14 心尖二腔心切面（左图·影像图；右图·结构图）。1：左心室腔；2：二尖瓣；3：左心房；4：左心室前壁；5：左心室下壁

视频1-2-10
心尖三腔心切面

视频1-2-11
心尖二腔心切面

三、剑突下切面

剑突下切面是胸骨旁和心尖部切面的有效补充，嘱患者取平卧位，腹部放松，屈膝及吸气可有助于获得清晰的剑突下切面（图1-2-15）。

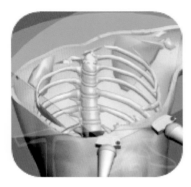

1. **剑突下四腔心切面** · 将探头置于剑突下正中，与胸骨垂直，沿身体横轴方向，示标指向患者左肋下，可以获得剑突下四腔心切面（图1-2-16、视频1-2-12）。

2. **剑突下五腔心切面** · 在剑突下四

图1-2-15　剑突下切面扫查方法

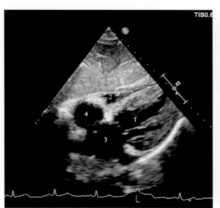
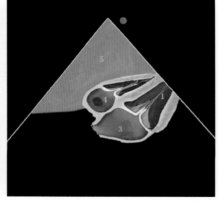

图1-2-16　剑突下四腔心切面（左图·影像图；右图·结构图）。1：左心室；2：右心室；3：左心房；4：右心房；5：肝脏

视频1-2-12
剑突下四腔心切面

腔心切面的基础上将探头略向上翘,可获得剑突下五腔心切面(图1-2-17、视频1-2-13)。

3. **剑突下右心室流出道切面**·在剑突下五腔心切面的基础上将探头逆时针旋转60°～70°,可获得剑突下右心室流出道切面(图1-2-18、视频1-2-14)。

4. **剑突下左心室短轴切面**·在剑突下右心室流出道切面的基础上将探头向左略偏转,可以获得左心室短轴切面(图1-2-19、视频1-2-15)。

5. **剑突下双心房切面**·在剑突下右心室流出道切面的基础上将探头继续逆时针旋转20°～30°,此时探头几乎与身体纵轴平行,示标指向患者头部,可获得剑突下双心房切面(图1-2-20、视频1-2-16),这是一个重要的剑突下切面,该切面声束与房间隔垂直,是观察房间隔连续性的最佳切面。

6. **剑突下下腔静脉长轴切面**·在剑突下双心房切面的基础上将探头略向患者腹部移动,可获得剑突下下腔静脉长轴切面(图1-2-21、视频1-2-17)。

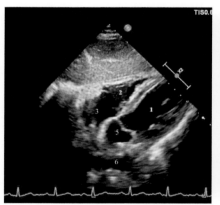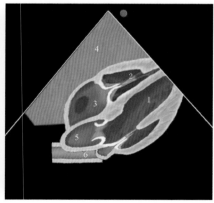

图1-2-17　剑突下五腔心切面(左图·影像图;右图·结构图)。1:左心室;2:右心室;3:右心房;4:肝脏;5:主动脉;6:右肺动脉

视频1-2-13
剑突下五腔心切面

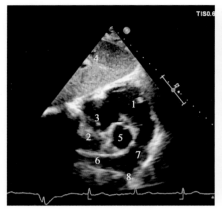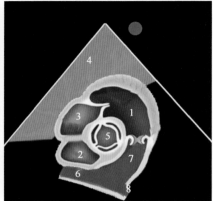

图1-2-18 剑突下右心室流出道切面（左图·影像图；右图·结构图）。1：右心室；2：左心房；3：右心房；4：肝脏；5：主动脉；6：右肺动脉；7：肺动脉主干；8：左肺动脉

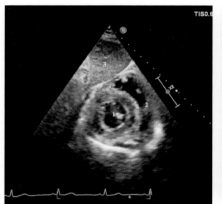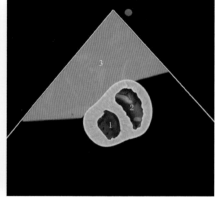

图1-2-19 剑突下左心室短轴切面（左图·影像图；右图·结构图）。1：左心室；2：右心室；3：肝脏

视频1-2-14
剑突下右心室流出道切面

视频1-2-15
剑突下左心室短轴切面

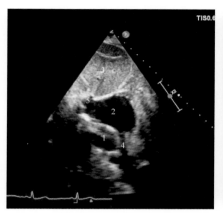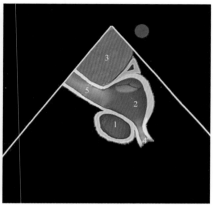

图 1-2-20　剑突下双心房切面（左图·影像图；右图·结构图）。1：左心房；2：右心房；3：肝脏；4：上腔静脉；5：下腔静脉

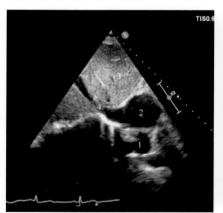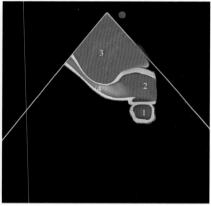

图 1-2-21　剑突下下腔静脉长轴切面（左图·影像图；右图·结构图）。1：左心房；2：右心房；3：肝脏；4：下腔静脉

视频 1-2-16
剑突下双心房切面

视频 1-2-17
剑突下下腔静脉长轴切面

四、胸骨上凹切面

将探头置于胸骨上凹,标识朝向左肩,可以获得主动脉弓长轴切面(图1-2-22、图1-2-23、视频1-2-18)。

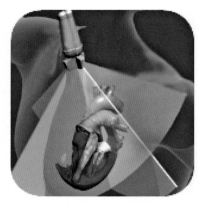

图1-2-22
胸骨上凹切面扫查方法

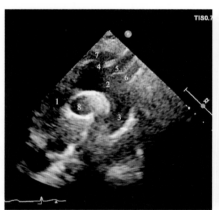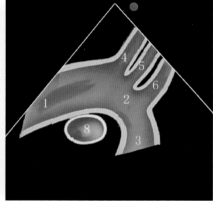

图1-2-23　主动脉弓长轴切面(左图・影像图;右图・结构图)。1:升主动脉;2:主动脉弓;3:降主动脉;4:无名动脉;5:左颈总动脉;6:左锁骨下动脉;7:无名静脉;8:右肺动脉

视频1-2-18
胸骨上凹主动脉弓长轴切面

第三节 · **检查报告**

超声心动图医师在全面复习患者的病史以及所有影像学资料之后，可就本次超声结果撰写报告。规范的超声心动图诊断报告应该简洁而全面，具体包含以下内容。

1. **基本信息**

（1）患者姓名、性别、年龄、住院或门诊信息、检查号，有条件的单位则尽可能记录身高及体重、心率及节律、血压。

（2）检查仪器型号、图像存储方式及检索关键词。

（3）透声条件。

2. **数值测量** · 推荐表格形式，一目了然。测量内容包括各腔室内径的测量以及收缩和舒张功能的定量资料等。

► 心脏结构：含主动脉窦部内径、左心房前后径、左心室舒张末/收缩末内径、室间隔及左心室后壁厚度、肺动脉收缩压，还有升主动脉内径、肺动脉内径、右心房左右/上下径、右心室左右径、右心室游离壁厚度等。

► 血流动力学及组织多普勒参数：二尖瓣口血流图［E峰与A峰峰值速度比值（E/A）、E峰减速时间（DT）］、主动脉瓣口血流图（峰值流速/压差、平均压差，必要时测量主动脉瓣口面积）、三尖瓣口血流图（E峰、反流速度/压差，估测肺动脉收缩压）、左心室侧壁二尖瓣环处组织多普勒（TDI）频谱［S波峰速度、E′峰与A′峰峰值速度比值（E′/A′）、E峰与E′峰峰值速度比值（E/E′）］、肺动脉瓣口血流图（瓣口峰值流速/压差、反流流速/压差）。

► 心室功能：左心室收缩功能（LVEF，用Teichholz法或Simpson法），必要时可附左心室室壁运动积分（WMSI）、左心室舒张功能（E/A、E/E′）、右心室收缩功能［三尖瓣环位移（TAPSE）、面积变化分数（FAC）、三尖瓣环TDI的S波峰速度］。

3. **定性描述** · 依次描述以下各结构及其相关功能。

（1）左心房、左心室及二尖瓣。

（2）右心房、右心室及三尖瓣。

（3）房间隔及室间隔。

（4）主动脉瓣及主动脉。

（5）肺动脉瓣及肺动脉。

（6）下腔静脉。

（7）心包。

4. **图像展示**·对于重要的阳性表现，应选取典型的图像予以展示。

5. **结论**·有条理地给出报告结论，尽量简洁，主次分明，可从结构诊断和功能诊断两方面加以归纳列出。

6. 检查医师及审核医师签名，注明检查时间。

第二章

心功能评估

第一节 · 左心室收缩功能

一、概述

左心室收缩功能的主要决定因素为左心室心肌收缩力,同时受到前负荷、后负荷及心率等因素的影响。超声测定左心室整体功能主要基于左心室大小和容积的变化,左心室径线和容积的准确测量是评估左心室收缩功能的前提。

二、超声诊断要点

(一)左心室径线和容积

1. 左心室径线

▶ 测量方法:通过二维超声图像直接测量(图2-1-1),或在二维超声引导下通过M型超声测量(图2-1-2)。建议在胸骨旁左心室长轴切面、二尖瓣瓣尖或紧贴瓣尖下水平进行测量,尽可能选择与左心室长轴垂直的方位,避免心室的斜切。

▶ 临床应用:常用测量指标包括左心室舒张末期内径(left ventricular internal diameter, LVIDd)、舒张末期室间隔厚度(inter-ventricular septal, IVSd)、舒张末期左心室后壁厚度(posterior wall thickness, PWTd)和收缩末期左心室内径(LVIDs)。左心室内径相关参数测量值男性通常高于女性。根据美国超声心动图学会(ASE)及中华医学会成人超声心动图指南推荐,各指标的参考值范围见表2-1-1及表2-1-2。

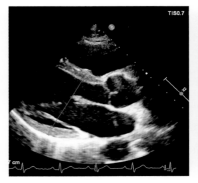

图2-1-1 二维超声测量左心室舒张末期内径（LVIDd）、室间隔厚度（IVSd）和左心室后壁厚度（PWTd）

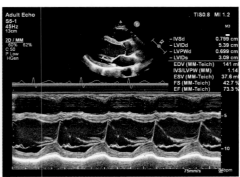

图2-1-2 二维超声引导下通过M型超声测量左心室径线

表2-1-1 左心室大小和收缩功能正常值范围

项 目		男 性		女 性	
		均值 ± SD	2-SD 范围	均值 ± SD	2-SD 范围
左心室内径	舒张末期内径（mm）	50.2 ± 4.1	42.0～58.4	45.0 ± 3.6	37.8～52.2
	收缩末期内径（mm）	32.4 ± 3.7	25.0～39.8	28.2 ± 3.3	21.6～34.8
	室间隔厚度（mm）		6～10		6～9
	后壁厚度（mm）		6～10		6～9
左心室容积（双平面法）	舒张末期容积（ml）	106 ± 22	62～150	76 ± 15	46～106
	收缩末期容积（ml）	41 ± 10	21～61	28 ± 7	14～42
经体表面积标化的左心室容积	舒张末期容积（ml/m²）	54 ± 10	37～74	45 ± 8	29～61
	收缩末期容积（ml/m²）	21 ± 5	11～31	16 ± 4	8～24
LVEF（双平面法）（%）		62 ± 5	52～72	64 ± 5	54～74

注：参考《ASE 2015成人心脏腔室测量指南》。

表2-1-2 中国汉族成人左心室大小和收缩功能测量（95%参考值范围）

参 数	男 性	女 性
室间隔厚度（mm）	6.3～11.5	5.5～10.7
左心室后壁厚度（mm）	6.3～11.1	5.5～10.3

（续表）

参　　数	男　性	女　性
左心室舒张末期内径（mm）	38.2～54.2	36.6～49.8
左心室收缩末期内径（mm）	22.4～38.8	20.7～35.5
左心室舒张末期容积（ml）	45.1～128.3	37～107.4
左心室收缩末期容积（ml）	12～50.4	8～44
左心室射血分数（%）	52.4～76.4	52.6～77.4
左心室质量（g）	76.4～195.2	56.1～158.5

注：参考《2016中国成人超声心动图检查测量指南》。

2. 左心室容积

▶ 测量方法：① 通过径线测量值估算左心室舒张末期容积（end-diastolic volume，EDV）和收缩末期容积（end-systolic volume，ESV），需要几何假设及模型公式，常用 Teichholtz 公式：$V = 7D^3/(2.4+D)$（图 2-1-2）。② 在心脏四腔和二腔心切面勾画心内膜缘，通过双平面圆盘叠加法（Simpson 法）计算 EDV 和 ESV（图 2-1-3）。③ 三维超声直接测量左心室容积，无需几何假设（图 2-1-4）。

▶ 临床应用：推荐使用二维双平面圆盘叠加法或三维方法测量左心室容积。二维方法测量的准确性高于径线测量法，但可能受到心腔缩短、心内膜缘显示欠清等影响。三维超声测量的准确性和重复性高于二维超声，如具备三维超声软硬件设备并且图像质量佳，建议进行三维测量左心室容积。

左心室容积相关参数测量值男性通常高于女性。使用二维超声方法时，男性和女性左心室 EDV 正常值上限分别为 74 ml/m² 及 61 ml/m²，左心室 ESV 正常值上限分别为 31 ml/m² 及 24 ml/m²。使用三维超声方法时，男性和女性左心室 EDV 正常值上限分别为 79 ml/m² 及 71 ml/m²，左心室 ESV 正常值上限分别为 32 ml/m² 及 28 ml/m²。左心室容积测量参考值范围见表 2-1-1 及表 2-1-2。

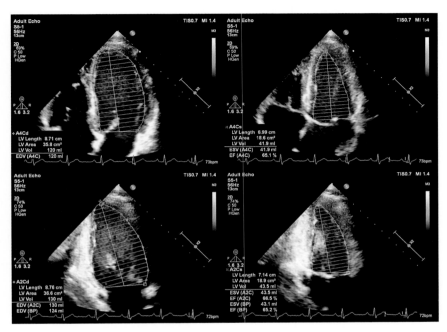

图2-1-3　双平面圆盘叠加法（Simpson法）计算左心室腔舒张末期容积（EDV）、收缩末期容积（ESV）及射血分数（LVEF）

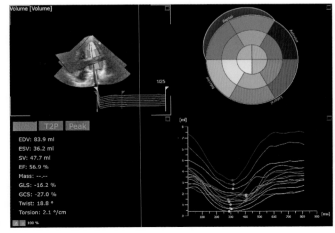

图2-1-4
三维超声测量左心
室容积及射血分数
（LVEF）

3. 左心室质量

▶ 测量方法：通过M型、二维和三维方法测量舒张末期左心室心肌容积，再乘以心肌密度可以计算左心室心肌质量。常用的方法为使用M型和二维方法测量左心室径线，通过以下公式估测左心室心肌质量：LVmass（g）= $0.8 \times 1.04 \times [(LVIDd+IVSd+PWTd)^3 - (LVIDd)^3] + 0.6$。

▶ 临床应用：径线测量获得的左心室质量正常值上限女性为95 g/m²、男性为115 g/m²，具体参考值范围见表2-1-2。目前二维方法及三维方法研究数据有限，尚无推荐参考值。

（二）左心室整体收缩功能评估

1. 短轴缩短分数（short-axis fractional shortening，FS）

▶ 测量方法：左心室的收缩来自长轴和短轴两个方向上的缩短，但主要来自短轴方向上的缩短，因此短轴缩短率可以用于左心室整体功能评估，计算公式为：FS=（LVIDd−LVIDs）/LVIDd × 100%。

▶ 临床应用：在无节段运动异常患者中FS可以提供有用的信息，在节段运动异常患者中FS不能准确反映左心室整体功能。

2. 射血分数（ejection fraction，EF）

▶ 测量方法：EF可通过EDV和ESV计算获得，公式为：EF=（EDV−ESV）/EDV。EDV和ESV可用二维Simpson方法或三维方法测量（图2-1-3），三维超声方法较二维方法准确性和重复性更高。

▶ 临床应用：EF是评估左心室功能最常用和最重要的指标，受前负荷及后负荷影响较小，与年龄、性别、体表面积无明显关联，能够可靠地反映左心室收缩力。一般推荐男性左心室EF<52%、女性左心室EF<54%提示左心室收缩功能异常，具体参考值范围见表2-1-1及表2-1-2。

3. 心搏量（stroke volume，SV）

▶ 测量方法：SV指每次心动周期左心室排出的血流量。常用主动脉

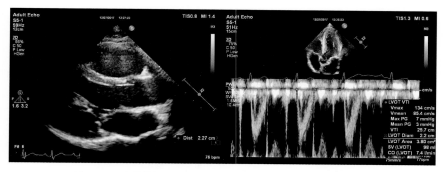

图2-1-5　多普勒方法测量左心室容积心搏量（SV）和心输出量（CO）

瓣环血流量测量法（图2-1-5），在胸骨旁左心室长轴切面测量收缩期主动脉瓣环或左心室流出道内径，在心尖五腔心切面记录主动脉瓣口或左心室流出道脉冲多普勒图像，描绘其轮廓获得时间速度积分，超声仪器可自动计算SV。也可通过二维和三维方法计算，公式为：SV=EDV−ESV。通过SV和心率可以进一步计算心输出量（cardiac output，CO），公式为：CO=SV×心率。

▶ 临床应用：SV是定量左心室泵血功能的重要指标，一般推荐SV正常值范围为60～120 ml，CO正常值范围为3.5～8.0 L/min。局限性为SV和CO受到左心室前负荷和后负荷影响较大，不能直接反映左心室收缩力的状态。

4. 整体纵向应变（global longitudinal strain，GLS）

▶ 测量方法：GLS是以应变为基础的左心室整体收缩功能参数，指舒张末期左心室心肌长度（MLd）与收缩末期之间（MLs）的相对变化，计算公式为：GLS（%）=（MLs−MLd）/MLd，常以绝对值表示。GLS可通过二维斑点追踪显像在心尖3个切面测量取平均值（图2-1-6），或通过三维斑点追踪显像测量。

▶ 临床应用：GLS主要反映心脏长轴功能，一般推荐正常GLS绝对值大于20%。GLS具有较高的可行性和重复性，在多种心脏疾病时可提供较

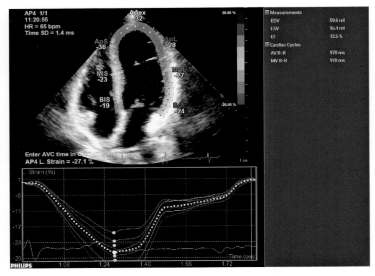

图2-1-6　斑点追踪显像测量左心室整体纵向应变（GLS）

EF更多的预后价值，但易受超声仪器和软件差别的影响。

（三）左心室节段收缩功能评估

▶ 节段划分方法：建议使用16节段模式。从室间隔与右心室游离壁的结合部开始连续逆钟向划分，左心室壁基底段和中间段水平分为6个节段（前间隔、下间隔、下壁、下侧壁、前侧壁和前壁），心尖段分为4个节段（室间隔、下壁、侧壁和前壁）（图2-1-7）。进行心肌血流灌注评估时可采用17节段模式，即在16节段划分的基础上加上心尖帽节段。

▶ 临床应用：推荐使用半定量评估法。在多个切面评估每一心肌节段，使用4级记分法半定量评估左心室节段收缩功能。

具体如下：① 正常或运动增强；② 运动减弱（室壁增厚减少）；③ 运动消失（室壁增厚消失）；④ 反向运动（收缩期心肌变薄或伸长）。通过组织多普勒或斑点追踪技术可以对局部心肌功能进行定量评估，但定量评估指标重复性欠佳，目前临床应用价值有限。

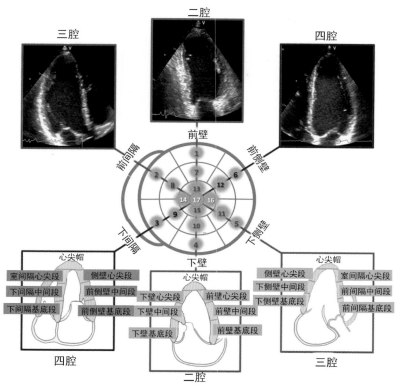

图2-1-7　左心室节段划分及对应超声切面

第二节 · **左心室舒张功能**

一、概述

　　左心室舒张功能主要与心肌松弛及心室顺应性有关。左心室舒张功能障碍通常是由于左心室松弛性受损、伴有或不伴有弹性恢复力和左心室僵硬度增加而导致左心室充盈压升高的结果。左心室舒张功能评估包括对左心室松弛性、僵硬度和左心室充盈压等情况的评估，一般需要根据两个或更多指标，结合患者年龄、基础疾病及临床状况进行综合判断。

二、超声诊断要点

（一）常用评估指标

1. 二尖瓣血流图

▶ 测量方法：在心尖四腔心切面，应用脉冲多普勒测量二尖瓣口前向血流流速来评估左心室充盈。推荐在舒张期将 1～3 mm 的取样容积放置在二尖瓣瓣尖来记录清晰的血流速度轮廓，主要测量指标包括舒张早期峰值速度（E）、心房收缩期峰值速度（A）、E峰减速时间（DT）、E/A 等（图 2-2-1）。

▶ 临床应用

1）二尖瓣E峰流速：反映舒张早期左心房和左心室压力阶差，受左

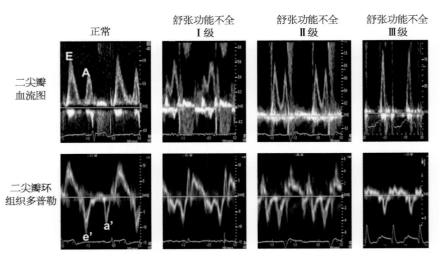

图 2-2-1 二尖瓣血流图及二尖瓣环组织多普勒图像与舒张功能分级

心室松弛速度和左房压的影响。优势为可行性和重复性较高,在扩张型心肌病和LVEF减低的患者中其与左心室充盈压、功能分级和预后密切相关。局限性为不适用于心律失常患者,受年龄因素影响(随着年龄增长而降低)。

2)二尖瓣A峰流速:反映舒张晚期左心房和左心室压力阶差,受左心室顺应性和左心房收缩功能的影响。优势为可行性和重复性较高,局限性为不适用于心房颤动或心房扑动患者,受年龄因素影响(随着年龄增长而增加)。

3)二尖瓣E峰减速时间:反映左心室松弛、左心室舒张压的变化和左心室僵硬度的变化。优势为可行性和重复性较高,LVEF减低的患者出现DT缩短提示左心室舒张末压升高。局限性为不适用于心房扑动患者,受年龄因素影响(随着年龄增长而增加)。

4)二尖瓣E/A:二尖瓣血流图根据E/A和DT可以分为正常、舒张功能不全Ⅰ级(松弛受损)、舒张功能不全Ⅱ级(假性正常)及舒张功能不全Ⅲ级(限制性充盈)4种模式(图2-2-1、表2-2-1)。E/A可行性和重复性较高,充盈模式与多种心血管疾病左心室充盈压、心功能分级及预后密切相关。局限性为不适用于心房颤动、心房扑动患者,受年龄因素影响(E/A随着年龄增长而降低),在EF正常患者中较难鉴别假性正常化。

表2-2-1　左心室舒张功能异常分级

项　　目	正常	舒张功能不全Ⅰ级	舒张功能不全Ⅱ级	舒张功能不全Ⅲ级
左心室松弛	正常	受损	受损	受损
左房压	正常	正常	升高	升高
二尖瓣E/A	≥0.8	≤0.8	0.8～2	>2
平均E/e'	<10	<10	10～14	>14
三尖瓣反流峰值速度(m/s)	<2.8	<2.8	>2.8	>2.8
左心房容积指数	正常	正常或升高	升高	升高

注:参考《ASE 2016舒张功能指南》。

2. Valsalva 动作

▶ 测量方法：在深吸气后屏气，闭住口鼻用力做呼气动作约 10 s，减少心脏前负荷，观察二尖瓣口血流的动态变化（图 2-2-2）。

▶ 临床应用：有助于区分二尖瓣口正常血流模式与假性正常模式，后者 Valsalva 动作时可转变为松弛障碍模式，Valsalva 动作时 E/A 下降 ≥ 50% 或者 A 波速度增加预测左心室充盈压升高具有高度特异性。局限性为可行性较低，尚缺定量评估标准。

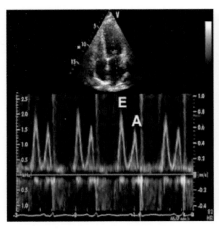 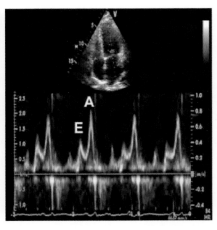

图 2-2-2 Valsalva 动作后 E/A 由 1.3（左图）降至 0.6（右图），提示舒张功能不全 II 级（假性正常）

3. 彩色 M 型血流传播速度（Vp）

▶ 测量方法：在心尖四腔心切面，使用彩色多普勒及 M 型模式，调节彩色基线，降低彩色量程直至出现红黄混叠，测量从二尖瓣水平到左心室腔内舒张早期 4 cm 混叠区血流斜率（图 2-2-3）。

▶ 临床应用：Vp 是评估 LVEF 减低和左心室扩大患者左心室松弛性的可靠指标。Vp 正常值 >50 cm/s。局限性为可行性和重复性较低，在 EF 值正常患者中应用价值不明确。

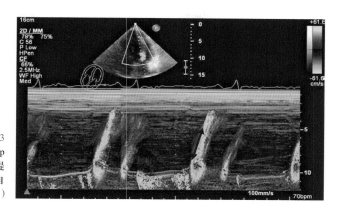

图2-2-3
EF减低患者彩色M型Vp
斜率减低为39 cm/s，提
示左心室松弛障碍（摘自
《ASE 2009舒张功能指南》）

4. 肺静脉血流图

▶ 测量方法：在心尖四腔心切面，使用脉冲多普勒测量肺静脉血流频谱，推荐呼气末将2～3 mm的取样容积放置在肺静脉内>0.5 cm处记录。测量指标包括收缩期S峰、舒张期前向血流D峰、S/D、舒张晚期Ar波流速及Ar-A波时间差等（图2-2-4）。

▶ 临床应用：Ar-A波时间差>30 ms提示左房压增加，且不受年龄影响。在LVEF减低的患者中，S波流速下降、S/D<1以及收缩期充盈分数（收

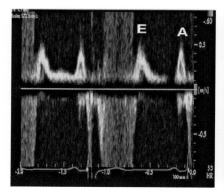
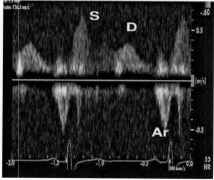

图2-2-4　肺静脉血流图，肺静脉Ar峰流速明显增高50 cm/s，时间间期>200 ms，提示左心室充盈压升高

缩期VTI/整个前向血流VTI)<40%提示左心房平均压升高。局限性为受透声条件影响,可行性欠佳,不适用于心房颤动患者,S/D及Ar波速度受年龄影响(随着年龄增加而增加)。

5. 二尖瓣环组织多普勒显像

▶ 测量方法:使用脉冲组织多普勒方法于心尖切面测量二尖瓣瓣环速度。取样容积应放置在二尖瓣室间隔和侧壁的附着位置或在其1 cm范围内,测量指标包括舒张早期峰值速度(e′)及舒张晚期峰值速度(a′)等(图2-2-1)。

▶ 临床应用

1)舒张早期e′:与LV松弛性密切相关,侧壁e′<10 cm/s或室间隔e′<7 cm/s提示心肌松弛受损。优势为可行性和重复性较高,对负荷的依赖较小。局限性为受年龄影响,随着年龄增加e′流速减低,在节段性室壁运动异常、二尖瓣环重度钙化、二尖瓣置换或成形术后以及心包疾病的患者中准确性有限。

2)二尖瓣E/e′:可用来估测左心室充盈压,E/e′<8 提示左心室充盈压正常,>14提示左心室充盈压升高,具有高度特异性。局限性为该比值处于8～14时不能确定左心室充盈压是否升高,在正常人、节段运动异常患者、二尖瓣病变患者和心包疾病患者中欠准确,随着年龄增加E/e′增加。

6. 左心房容积指数

▶ 测量方法:通常采用二维方法,在心尖四腔或两腔心切面勾画血液与组织的界面,使用双平面圆盘叠加法计算左心房容积(图2-2-5),通过体表面积校正获得左心房容积指数。

▶ 临床应用:左心房容积指数反映升高的左心室充盈压随着时间变化产生的累积效应,可以为左心室舒张功能障碍和慢性疾病提供诊断和预后信息,其正常值上限为34 ml/m²。心动过缓、高输出状态、心脏移植、心房扑动、心房颤动及严重二尖瓣疾病患者在左心室舒张功能正常时亦可见左心房扩大,需注意鉴别。

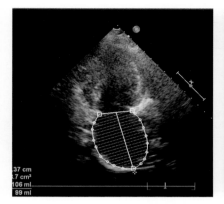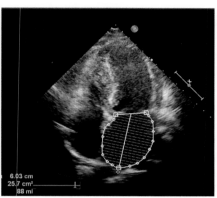

图2-2-5　左心房容积测量

7. 三尖瓣反流（TR）最大速度

▶ 测量方法：使用连续多普勒于收缩期测量三尖瓣反流最大速度。

▶ 临床应用：可以用于间接估测左房压，基于三尖瓣反流速度的肺动收缩压可作为评估平均左房压的附加参数。局限性为在三尖瓣反流量较少的患者中血流多普勒信号较难采集，在右房压显著升高的患者中准确性减低。

（二）左心室舒张功能指标

参考值范围和综合评估流程，详见表2-2-2、表2-2-3、图2-2-6、图2-2-7。

表2-2-2　左心室舒张功能多普勒参数正常值

参　　数	16～20岁	21～40岁	41～60岁	>60岁
IVRT（ms）	50±9 （32～68）	67±8 （51～83）	74±7 （60～88）	87±7 （73～101）
E/A值	1.88±0.45 （0.98～2.78）	1.53±0.40 （0.73～2.33）	1.28±0.25 （0.78～1.78）	0.96±0.18 （0.6～1.32）
DT（ms）	142±19 （104～180）	166±4 （138～194）	181±19 （143～219）	200±29 （142～258）

（续表）

参　数	16～20岁	21～40岁	41～60岁	>60岁
A波持续时间（ms）	113±17 （79～147）	127±13 （101～153）	133±13 （107～159）	138±19 （100～176）
S/D	0.82±0.18 （0.46～1.18）	0.98±0.32 （0.34～1.62）	1.21±0.2 （0.81～1.61）	1.39±0.47 （0.45～2.33）
Ar（cm/s）	16±10 （1～36）	21±8 （5～37）	23±3 （17～29）	25±9 （11～39）
Ar持续时间（ms）	66±39 （1～144）	96±33 （30～162）	112±15 （82～142）	113±30 （53～173）
室间隔e′（cm/s）	14.9±2.4 （10.1～19.7）	15.5±2.7 （10.1～20.9）	12.2±2.3 （7.6～16.8）	10.4±2.1 （6.2～14.6）
室间隔e′/a′	2.4*	1.6±0.5 （0.6～2.6）	1.1±0.3 （0.5～1.7）	0.85±0.2 （0.45～1.25）
侧壁e′（cm/s）	20.6±3.8 （13～28.2）	19.8±2.9 （14～25.6）	16.1±2.3 （11.5～20.7）	12.9±3.5 （5.9～19.9）
侧壁e′/a′	3.1*	1.9±0.6 （0.7～3.1）	1.5±0.5 （0.5～2.5）	0.9±0.4 （0.1～1.7）

注：参考《ASE 2009舒张功能指南》。*：计算获得资料，非原始资料，不包括标准差。

表2-2-3　中国汉族成人左心室舒张功能测量（95%参考值范围）

参　数	男　性			
	总　体	18～39岁	40～59岁	60～79岁
二尖瓣E峰峰值速度（m/s）	0.43～1.19	0.52～1.24	0.41～1.16	0.41～1.11
二尖瓣A峰峰值速度（m/s）	0.27～1.07	0.3～0.83	0.29～1	0.43～1.23
二尖瓣E/A值	0.4～2.24	0.8～2.44	0.52～2.03	0.28～1.67
二尖瓣E峰DT时间（ms）	76.7～265.5	70.8～260.9	80.8～261.6	80.6～274.8
二尖瓣A峰持续时间（ms）	59.6～242	61.5～233.0	50.4～260.1	71.9～227.1
肺静脉Ar波持续时间（ms）	58.9～164.1	48.5～171.1	65.2～157.5	66.2～161.9
A-Ar持续时间差（ms）	−134.2～54.3	−132.3～54.1	−145.5～57.3	−120.9～49.6
室间隔e′（cm/s）	3.9～15.9	7.2～16.7	3.9～15.3	3.1～12.4
侧壁e′（cm/s）	5.2～20.8	8.6～22.6	6.1～18.8	4.3～16.3
E/e′（平均）	2.9～12.1	3.3～9.9	3.1～11.7	3.8～13.8

（续表）

参　考	女　性			
	总　体	18～39岁	40～59岁	60～79岁
二尖瓣E峰峰值速度（m/s）	0.47～1.31	0.58～1.34	0.5～1.29	0.38～1.22
二尖瓣A峰峰值速度（m/s）	0.26～1.18	0.24～0.95	0.34～1.09	0.41～1.4
二尖瓣E/A	0.34～2.38	0.78～2.61	0.48～2.16	0.26～1.6
二尖瓣E峰DT时间（ms）	79.7～255.3	76～244.6	83.5～249.6	83.8～273.9
二尖瓣A峰持续时间（ms）	43.7～264.1	36.9～268.2	43.7～280.1	74.1～227.6
肺静脉Ar波持续时间（ms）	62.6～161.4	51.8～163.8	68.3～158.4	71.1～159.8
A-Ar持续时间差（ms）	−153～65	−158.4～69.2	−167.5～68.9	−120.8～49.3
室间隔e′（cm/s）	3.7～16.5	7.0～17.6	4.6～15.4	2.4～12.3
侧壁e′（cm/s）	5～21.4	8.9～23.4	6.7～18.8	4.0～15.2
E/e′（平均）	2.8～13.6	3.2～10.7	3.5～13.0	3.6～16.2

注：参考《2016中国成人超声心动图检查测量指南》。

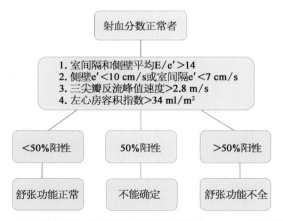

图2-2-6　左心室射血分数正常者舒张功能评估（摘自《ASE 2016舒张功能指南》）

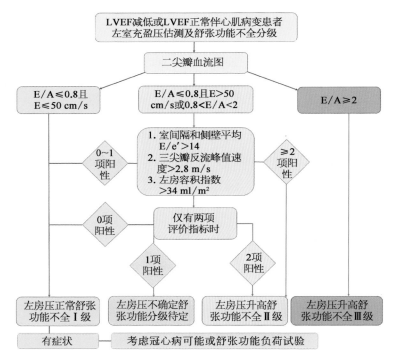

图2-2-7　LVEF减低或LVEF正常伴心肌病变患者左心室充盈压估测及舒张功能不全分级

第三节 · 右心室收缩功能

一、概述

右心室功能受损的程度与多种心血管疾病的严重程度评估、治疗方法选择及预测预后密切相关,在心脏超声检查中应至少测量并报告一个右心室功能指标。由于右心室解剖形态欠规则,必要时需结合多个指标综合评估右心室功能(表2-3-1~表2-3-3)。

表2-3-1　右心室大小正常值范围

指　标	平均值 ± 标准差	正常范围
右心室基底段内径（mm）	33 ± 4	25～41
右心室中间段内径（mm）	27 ± 4	19～35
右心室长轴内径（mm）	71 ± 6	59～83
胸骨旁长轴切面右心室流出道内径（mm）	25 ± 2.5	20～30
胸骨旁短轴切面右心室流出道近端内径（mm）	28 ± 3.5	21～35
胸骨旁短轴切面右心室流出道远端内径（mm）	22 ± 2.5	17～27
右心室壁厚度（mm）	3 ± 1	1～5

注：参考《ASE 2015成人心脏腔室测量指南》。

表2-3-2　右心室收缩及舒张正常值范围

指　标	平均值 ± 标准差	异常范围
三尖瓣环位移（mm）	24 ± 3.5	<17
脉冲组织多普勒S′（cm/s）	14.1 ± 2.3	<9.5
彩色组织多普勒S′（cm/s）	9.7 ± 1.85	<6.0
右心室面积变化率（%）	49 ± 7	<35
右心室游离壁二维应变（%）*	−29 ± 4.5	>−20（负值幅度 <20）
右心室3D EF（%）	58 ± 6.5	<45
脉冲多普勒MPI	0.26 ± 0.085	>0.43
组织多普勒MPI	0.38 ± 0.08	>0.54
三尖瓣E波减速时间（ms）	180 ± 31	<119或>242
三尖瓣E/A	1.4 ± 0.3	<0.8或>2.0
三尖瓣环e′/a′	1.18 ± 0.33	<0.52
三尖瓣环e′（cm/s）	14.0 ± 3.1	<7.8
三尖瓣E/e′	4.0 ± 1.0	>6.0

注：参考《ASE 2015成人心脏腔室测量指南》。*：数据较少，因仪器软件版本不同而异。

表2-3-3　中国汉族成人右心室径线测量（95%参考值范围）

参　　数	男　性	女　性
右心室壁厚度（mm）	2.2～6.6	2.2～6.2
胸骨旁长轴切面右心室前后径（mm）	14.5～30.1	13.9～28.3
胸骨旁短轴切面右心室流出道内径（mm）	14.8～32	14.4～30
右心室长径（mm）	36.7～75.5	34.5～68.9
右心室中间段内径（mm）	16.3～37.1	14.6～33.8
右心室基底段内径（mm）	22～42.4	19.4～39.4

注：参考《2016中国成人超声心动图检查测量指南》。

二、超声诊断要点

（一）右心室形态的测量

1. 右心室内径

▶ 测量方法：推荐于心尖右心室四腔心舒张末期测量，注意将左心室心尖部置于扇形图像的中央，显示右心室基底部的最大内径。测量指标包括右心室基底段左右径、右心室中间段左右径、右心室长轴内径等（图2-3-1）。

▶ 临床应用：基底段左右径>41 mm，中间段左右径>35 mm，提示右心室增大。由于右心室短轴为新月形，二维径线测量可能低估右心室大小。

2. 右心室流出道内径

▶ 测量方法：一般选择胸骨旁短轴含肺动脉分支切面及胸骨旁长轴切面，在舒张末期测量右心室流出道近端内径及右心室流出道远端内径（图2-3-1）。

▶ 临床应用：右心室流出道近端内径正常值上限为30 mm（长轴切面）及35 mm（短轴切面），右心室流出道远端内径正常值上限为27 mm。局限

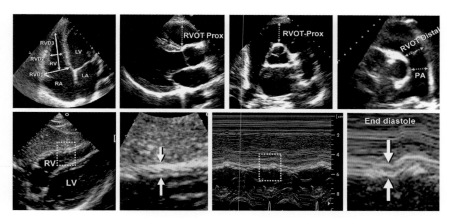

图2-3-1 二维及M型超声测量右心室大小及右心室壁厚度

性为重复性有限，局部内径难以反映右心室整体形态。

3. 右心室壁厚度

▶ 测量方法：可使用M型超声或二维超声在胸骨旁长轴切面或剑突下四腔心切面测量，注意避开肌小梁、乳头肌和心包脂肪（图2-3-1）。

▶ 临床应用：怀疑右心室功能异常时应测量右心室壁厚度，>5 mm提示右心室壁增厚。局限性为可受肌小梁和心包脂肪影响，目前尚无右心室壁变薄的判断标准。

4. 右心室容积

▶ 测量方法：使用三维全容积显像方法采集右心室图像，通过分析软件半自动描绘法获得右心室容积（图2-3-2）。描绘心内膜缘时注意肌小梁和调节束应包含在右心室腔内。

▶ 临床应用：可以评估右心室整体大小，无需几何假设，与磁共振测量值具有较高的一致性。推荐右心室舒张末期容积（EDV）正常值上限为87 ml/m²（男性）、74 ml/m²（女性）。局限性包括依赖图像质量和规则的心率，需专门的三维超声显像设备和培训。

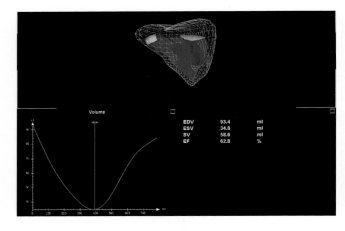

图2-3-2
三维超声测量右心室
舒张末期容积（EDV）、
收缩末期容积（ESV）
和收缩功能（EF）

（二）右心室整体收缩功能评估

1. 面积变化分数（fractional area change，FAC）

▶ 测量方法：在心尖右心室四腔心切面，测量右心室舒张末期及收缩末期面积，计算公式：FAC=（右心室舒张末期面积－右心室收缩末期面积）/右心室舒张末期面积 × 100%（图2-3-3）。

▶ 临床应用：FAC<35%提示右心室收缩功能异常。FAC可反映右心

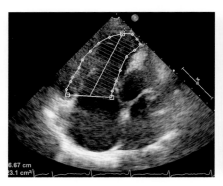
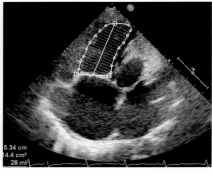

图2-3-3　右心室面积变化分数（FAC）的测量

室长轴及径向的收缩,但忽略了右心室流出道对右心室整体收缩功能的影响。

2. 心肌运动指数(myocardial performance index,MPI)

▶ 测量方法:脉冲血流多普勒和脉冲组织多普勒技术都可以用于MPI测定,计算公式为(等容收缩时间+等容舒张时间)/射血时间 × 100%或(三尖瓣关闭至再次开放时间－射血时间)/射血时间 × 100%(图2-3-4)。

▶ 临床应用:脉冲多普勒MPI上限为0.43,脉冲组织多普勒MPI上限为0.54。MPI反映右心室整体功能,包括收缩功能和舒张功能。局限性为有容量依赖性,右房压增高时不适用。

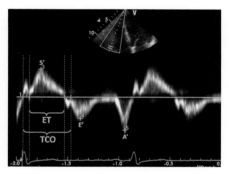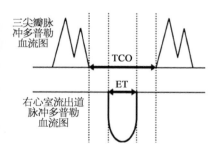

图2-3-4　右心室心肌运动指数(MPI)的测量,ET为射血时间,TCO为三尖瓣关闭至再次开放时间

3. 右心室三维射血分数(right ventricular ejection fraction,RVEF)

▶ 测量方法:使用三维全容积显像方法采集右心室图像,通过分析软件半自动描绘法获得右心室容积测定右心室舒张末期容积(EDV)和收缩末期容积(ESV),RVEF=(EDV－ESV)/EDV × 100%(图2-3-2)。

▶ 临床应用:三维RVEF下限约为45%,反映右心室整体收缩功能,与磁共振测定的RVEF相关。局限性为受负荷状态的影响,依赖图像质量和脱机分析软硬件配置。

（三）右心室局部收缩功能评估

1. 三尖瓣环收缩期位移（tricuspid annular plane systolic excursion，TAPSE）

▶ 测量方法：在心尖右心室四腔心切面，采用M型超声测量三尖瓣环收缩期在右心室长轴方向上的位移（图2-3-5）。

▶ 临床应用：目前为评估右心室收缩功能最常用的超声心动图参数，TAPSE<17 mm提示右心室收缩功能异常。TAPSE可行性和重复性较高，局限性为受取样线的角度及右心室前负荷影响，右心室节段收缩活动异常时不能反映右心室整体功能。

2. 三尖瓣环收缩期峰值速度（S′）

▶ 测量方法：在心尖右心室四腔心切面，取样容积置于右心室游离壁三尖瓣环，通过脉冲组织多普勒及组织速度显像测定S′（图2-3-6）。

▶ 临床应用：脉冲多普勒S′波<9.5 cm/s，组织速度显像S′波<6.0 cm/s提示右心室收缩功能异常。S′可行性和重复性较高，局限性为角度依赖，右心室节段收缩活动异常时不能反映右心室整体功能。

3. 右心室游离壁纵向应变

▶ 测量方法：使用二维斑点追踪显像，在以右心室为主的心尖四腔心

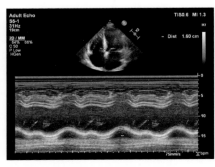

图2-3-5　M型超声测量三尖瓣环位移（TAPSE）

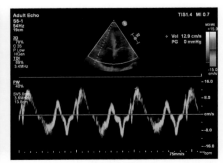

图2-3-6　脉冲组织多普勒测量三尖瓣环收缩期峰值速度（S′）

切面上，测定右心室游离壁3个节段的纵向应变峰值，取其绝对值的平均值（%）（图2-3-7）。

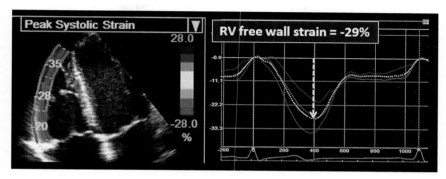

图2-3-7　斑点追踪显像测量右心室游离壁纵向应变（摘自《ASE 2010成人右心测量指南》）

▶ 临床应用：右心室游离壁二维应变不受角度限制，但重复性较低，目前尚无正常值推荐。

第四节 · 右心室舒张功能

一、概述

右心室舒张功能主要决定于右心室心肌的松弛性和僵硬度，同时也受到年龄、呼吸、心率和负荷状态的影响。

二、超声诊断要点和声学图

▶ 测量方法：右心室舒张功能的评估方法与左心室舒张功能评估相似，主要评估方法及指标包括三尖瓣血流多普勒速度（E、A 和 E/A）、三尖瓣瓣环组织多普勒速度（e′、a′、e′/a′）、减速时间 DT 和 IVRT 等，三尖瓣 E/e′、右心房面积和容积、肝静脉脉冲多普勒频谱、下腔静脉内径及其塌陷率等指标在右心室舒张功能评估中也有潜在应用价值。

▶ 临床应用：各种参数的上下限范围均列于表2-3-2。右心室舒张功能的分级方法为：① 三尖瓣E/A< 0.8提示舒张功能受损；② E/A介于0.8～2.1伴E/e'>6或肝静脉舒张期血流占优势提示假性正常化；③ E/A>2.1且DT<120 ms提示限制性充盈受限。由于以上指标受到多种血流动力学因素的影响，右心室舒张功能的评估需结合临床及多项指标进行综合判断。

第五节 · 肺动脉压力评估

一、概述

超声心动图主要通过多普勒血流成像和频谱多普勒技术进行肺动脉压力估测。肺动脉压力评估同时需参考M型超声、二维超声、超声造影等声像图特点，结合临床进行综合评估。

二、超声诊断要点和声像图

1. 肺动脉收缩压（pulmonary artery systolic pressure，PASP）

（1）通过三尖瓣反流估测PASP

▶ 测量方法：应用简化的Bernoulli方程，通过测量三尖瓣反流速度（TRV）及右房压计算右心室收缩压（RVSP），公式为：$RVSP=4TRV^2+$右房压（图2-5-1），右房压可通过下腔静脉内径和呼吸塌陷率来估测（表2-5-1）。无肺动脉瓣或右心室流出道狭窄时，PASP=RVSP。存在肺动脉瓣或右心室流出道狭窄时，PASP=RVSP−肺动脉瓣或右心室流出道狭窄压差。

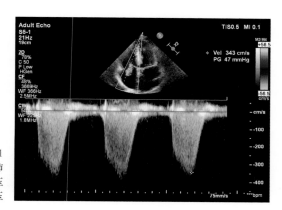

图 2-5-1
连续多普勒测量三尖瓣反流压差，肺动脉收缩压（PASP）=三尖瓣反流压差+右房压

表 2-5-1　下腔静脉内径与右房压估测

下腔静脉内径（cm）	呼吸运动下腔静脉内径变化百分比	右房压估计值（mmHg）	右房压范围（mmHg）
≤2.1	>50%	3（正常）	0～5
≤2.1	<50%	8	5～10
>2.1	>50%	8	5～10
>2.1	<50%	15	10～20

注：参考《ASE 2010 成人右心测量指南》。

▶ 临床应用：通过三尖瓣反流估测 PASP 是临床诊断肺高压（PH）最常用的筛选方法。使用该方法估测的 PASP 超过 40 mmHg 时提示肺高压可能性较大（表 2-5-2、表 2-5-3），具体程度需结合患者症状及其他超声征象进一步评估，必要时行心导管检查。

由于该方法测得的压差为最大瞬时压差，而心导管测得的压差为峰值间压差，故超声测量值可能高于心导管实测值。该方法还受到声束与三尖瓣反流方向夹角、三尖瓣反流量过少或过大、右心室收缩功能低下、右房压估测不准及简化方程法自身的局限性等因素的影响。

肺高压临床诊断时需要参照肺高压的间接超声征象进行综合判断，根据《ESC 2015 肺高压诊治指南》，超声测量三尖瓣反流速度在肺高压临床诊断中的应用见表2-5-2及表2-5-3。

表2-5-2　超声测量三尖瓣反流速度与肺高压诊断

三尖瓣反流峰值速度（m/s）	三尖瓣反流峰值压差（mmHg）	肺高压的其他超声征象	肺高压的可能性
≤2.8或无法测量	≤31	无	低
≤2.8或无法测量	≤31	有	中
2.9～3.4	31～46	无	中
2.9～3.4	31～46	有	高
≥3.4	≥46	无/有	高

注：参考《ESC 2015肺高压诊治指南》。

表2-5-3　肺高压的其他超声征象

心　　室	肺　动　脉	下腔静脉与右心房
右心室基底段与左心室基底段内径比例>1.0	肺动脉口脉冲多普勒血流加速时间<105 ms，伴或不伴收缩中期切迹	下腔静脉内径>21 mm且随呼吸运动塌陷率<50%
室间隔平坦或向左心室侧凹陷（左心室收缩期或舒张期偏心指数>1.1）	舒张早期肺动脉瓣反流峰值速度>2.2 m/s	右心房收缩末期面积>18 cm²
	肺动脉主干内径>25 mm	

注：参考《ESC 2015肺高压诊治指南》。

（2）通过心内分流压差法估测PASP

▶ 测量方法：在大动脉水平分流患者中，当无肺动脉口及主动脉口梗阻时，根据肺动脉收缩压=肱动脉收缩压−分流口处最大压差这一原理可以估测PASP。

▶ 临床应用：该方法可用于室间隔缺损或动脉导管未闭患者，尤其是三尖瓣反流较少或不易测量时。但心内分流并非普遍存在，该方法仍然受到多普勒超声技术局限性的制约。

2. 肺动脉舒张压(pulmonary artery diastolic pressure,PADP)

▶ 测量方法: 应用简化的Bernoulli方程,通过测量舒张末期肺动脉瓣反流速度及右房压可以计算PADP,公式为: PADP=4× 舒张末期肺动脉瓣反流速度^2+右房压(图2-5-2)。

▶ 临床应用:对于肺动脉高压和心力衰竭的患者应通过肺动脉瓣反流测算PADP。但该方法受检查切面、超声声束与血流方向夹角及简化方程法自身的局限性等因素的影响,不适用于无肺动脉瓣反流的患者。导管检查PADP正常值范围为6～10 mmHg。

3. 肺动脉平均压(mean pulmonary artery pressure,PAMP)

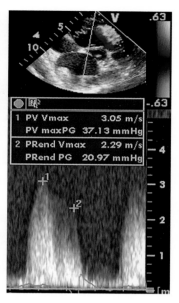

图2-5-2 连续多普勒测量肺动脉瓣反流舒张早期和舒张晚期压差,肺动脉舒张压(PADP)=肺动脉瓣舒张晚期压差+右房压,肺动脉舒张压(PAMP)=肺动脉瓣舒张早期压差+右房压

▶ 测量方法: ① 应用简化的Bernoulli方程,通过测量舒张早期肺动脉瓣反流峰值速度及右房压估测,公式为: PAMP=4× 舒张期早期肺动脉瓣反峰值流速度^2+右房压(图2-5-2)。② 根据肺动脉收缩压和肺动脉舒张压计算,公式为:肺动脉平均压=1/3PASP+2/3PADP。③ 根据收缩期肺动脉血流频谱加速时间(AT)估测,公式为: PAMP=79−0.45×AT,当AT<120 ms时,PAMP=90−0.62×AT。

▶ 临床应用:通过瓣膜反流和肺动脉血流频谱参数估测PAMP受检查切面、取样容积位置及大小、超声束与血流方向夹角等因素影响,不同超声评估方法结果差异较大。导管检查PAMP正常值上限为20 mmHg。

4. 肺血管阻力(pulmonary vascular resistance,PVR)

▶ 测量方法: ① 根据肺动脉平均压(PAMP)及肺循环血流量(CO)计

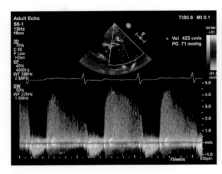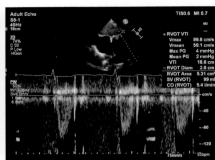

图2-5-3　连续多普勒及脉冲多普勒测量肺动脉平均压（PAMP）和肺循环血流量（CO），肺血管阻力（PVR）=PAMP/CO

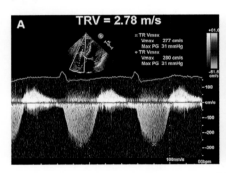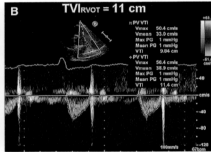

图2-5-4　连续多普勒及脉冲多普勒测量三尖瓣反流速度（TRV）和右心室流出道血流速度积分（TVI），肺血管阻力（PVR）=（TRV/TVI）×10+0.16

算，公式为：PVR（Wood）=PAMP/CO，其中CO可以通过测量右心室流出道内径及时间速度积分获得（图2-5-3）。② 根据三尖瓣反流速度（TRV）和右心室流出道血流速度积分（TVI）计算，公式为：PVR（Wood）=（TRV/TVI）×10+0.16（用于PVR<8 Wood单位时）（图2-5-4）。

　　▶　临床应用：超声估测PVR可用于临床肺血管阻力的初步评估，但受检查切面、超声束与血流方向夹角等因素影响，当PVR对于指导治疗方案起到重要作用时需进行右心导管检查测量。导管测量PVR正常值<1.5 Wood单位（120 dynes·cm/s^2），PVR>3 Wood单位（240 dynes·cm/s^2），提示PVR增高。

第三章
瓣膜病

第一节 · **二尖瓣狭窄**

一、概述

二尖瓣狭窄（mitral stenosis，MS）为各种原因导致的二尖瓣舒张期开放受限，致使左心房内血流进入左心室受阻，导致左心房内血流淤滞和血栓形成，左房压升高，引起肺静脉回流受阻，肺循环阻力增加。根据病因可分为先天性和后天性，后天性以风湿累及二尖瓣最为多见。本病可单独存在，也常合并其他心血管畸形（图3-1-1）。

二尖瓣狭窄分型如下。

1. **后天性** · 多见于风湿性二尖瓣狭窄，可合并二尖瓣关闭不全及主动脉瓣病变，是二尖瓣狭窄的最主要原因。

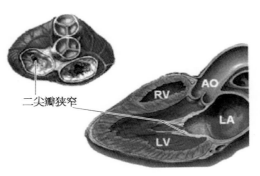

图3-1-1　二尖瓣狭窄示意图。RV：右心室；LV：左心室；AO：主动脉；LA：左心房

2. **先天性** · 累及二尖瓣瓣环、瓣叶、腱索和乳头肌结构的先天性病变，均可导致二尖瓣狭窄，较为少见，可单独存在；也可并发于主动脉缩窄、动脉导管未闭、房间隔缺损、左心发育不良综合征等复杂的心血管畸形，占所有先天性心脏病的0.6%。

二、血流动力学主要特点

二尖瓣狭窄的血流动力学主要特点见图3-1-2。

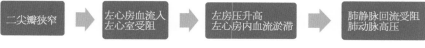

图 3-1-2　二尖瓣狭窄的血流动力学

三、超声诊断要点

1. 二维超声

（1）二尖瓣瓣叶增厚，回声增强，严重者可见明显纤维化和钙化，舒张期开放受限，呈圆隆状（视频3-1-1），或无明显活动度；左心室短轴切面可见二尖瓣交界粘连，瓣叶开放时呈鱼口状（图3-1-3、视频3-1-2）。

（2）瓣下结构（如腱索、乳头肌等）也可出现明显增厚，钙化。

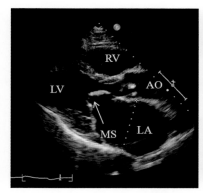
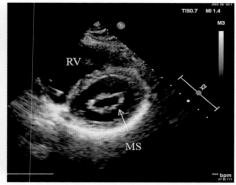

图 3-1-3　风湿性二尖瓣狭窄。胸骨旁左心室长轴切面（左图）及左心室短轴二尖瓣水平切面（右图），二维超声显示二尖瓣增厚，开放受限（左图，箭头所示），且左心房增大（前后径约55 mm），二尖瓣交界粘连，瓣口开放呈鱼口样（右图，箭头所示）。RV：右心室；LA：左心房；LV：左心室；AO：主动脉；MS：二尖瓣狭窄

视频 3-1-1
胸骨旁长轴切面示左心房增大，血流淤滞，二尖瓣瓣叶增厚，回声增强，前叶舒张期开放受限，呈圆隆状

视频 3-1-2
左心室短轴切面可见二尖瓣交界粘连，瓣叶开放受限，呈鱼口状

（3）左心房增大，内见血流淤滞，可出现自发显影（spontaneous echo contrast，SEC），严重者可出现血栓（图3-1-4）。

（4）合并肺动脉高压者可出现肺动脉增宽。

（5）如为单组乳头肌畸形或双孔二尖瓣等先天性畸形，可观察到相应图像（图3-1-5、视频3-1-3）。

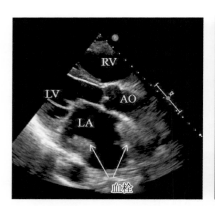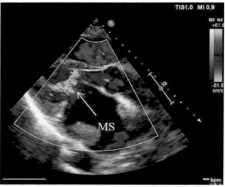

图3-1-4　风湿性二尖瓣狭窄合并左心房内血栓形成。胸骨旁左心室长轴切面，左图箭头所示为左心房内两处附壁血栓形成，右图为同一切面的彩色多普勒显像，箭头所示为血流通过狭窄的二尖瓣口形成的湍流。RV：右心室；LA：左心房；LV：左心室；AO：主动脉；MS：二尖瓣狭窄

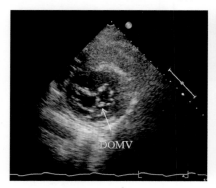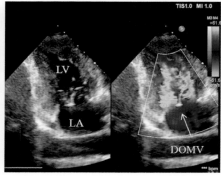

图3-1-5　双孔二尖瓣畸形。胸骨旁左心室短轴二尖瓣水平切面（左），显示二尖瓣开放时呈现双孔畸形，两个瓣口可等大或大小差异，此时的有效瓣口面积为两个瓣口面积之和。心尖两腔心切面（右），二维超声显示二尖瓣开放时出现两个瓣口，彩色多普勒显示左心室舒张时，左心房血流分别自两个瓣口进入左心室。LA：左心房；LV：左心室；DOMV：双孔二尖瓣

2. M型超声·于胸骨旁显示左心室长轴切面,将取样线置于二尖瓣瓣尖,获得二尖瓣曲线,可见二尖瓣狭窄的特征性曲线:城墙样改变(图3-1-6)。

3. 彩色多普勒显像·左心房的血流通过二尖瓣口受阻,血流速度加快,舒张期呈一束五彩镶嵌血流自二尖瓣口进入左心室;左心房内远离瓣口处血流信号不明显(图3-1-7)。

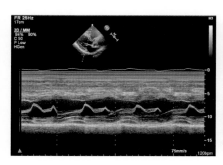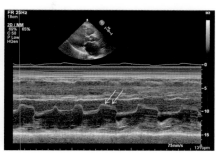

图3-1-6　M型显示二尖瓣狭窄波形及对比。胸骨旁左心室长轴切面,左图为正常二尖瓣波形,右图为风湿性二尖瓣狭窄波形,显示特征性城墙样改变(双箭头所示)

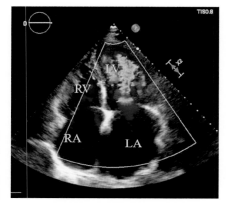

图3-1-7
风湿性二尖瓣狭窄。心尖左心室四腔心切面,彩色多普勒显示舒张期五彩镶嵌血流自二尖瓣口进入左心室。RV:右心室;RA:右心房;LA:左心房;LV:左心室

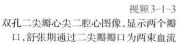

视频3-1-3
双孔二尖瓣心尖二腔心图像,显示两个瓣口,舒张期通过二尖瓣瓣口为两束血流

4. **经食管超声心动图**·可用于进一步观察左心房内的血流淤滞情况和鉴别有无血栓形成（图3-1-8、视频3-1-4）。

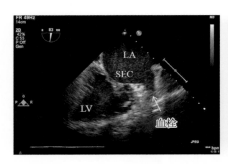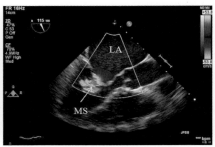

图3-1-8　经食管超声心动图观察左心房内血栓情况。左图显示左心房明显增大，左心房内血流淤滞，呈自发显影现象，左心耳内见血栓形成（左图箭头所示），右图为同一例患者，转换角度和切面，彩色多普勒显示舒张期五彩镶嵌血流自狭窄的二尖瓣口进入左心室（右图箭头所示）。LA：左心房；LV：左心室；MS：二尖瓣狭窄；SEC：自发显影

四、二尖瓣狭窄程度的评估

1. 瓣口面积法

▶ **直接测量法**：不受血流条件影响，故为首选评估方法。具体操作：取胸骨旁左心室短轴切面，尽量保证测量平面通过二尖瓣瓣尖，于二尖瓣开放最大时手动描绘瓣口边缘后系统自动测算获得面积。缺点：对操作者要求较高，且受患者透声条件影响。实时三维超声新技术可提高测量的准确性（图3-1-9）。

视频3-1-4
食管超声心动图示左心房内血流淤滞，呈自发显影现象（SEC），且左心耳内见新鲜血栓形成

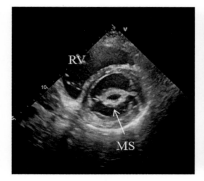

图3-1-9 二尖瓣瓣口面积直接描画法。胸骨旁左心室短轴二尖瓣水平切面，尽量保证测量平面通过二尖瓣瓣尖，于二尖瓣开放最大时手动描绘瓣口边缘，测得面积约为0.9 cm²，为重度二尖瓣狭窄

图3-1-10 压差减半时间法测量二尖瓣瓣口面积。心尖左心室四腔心切面，采用连续多普勒显像，获得二尖瓣血流频谱，采用压差减半时间法测量二尖瓣瓣口面积为1.26 cm²

▶ 压差减半时间法（pressure half time，PHT）：简便易行。具体操作：取心尖四腔心切面，采用连续多普勒显像，获得二尖瓣血流频谱，测量E峰降低斜率获得PHT，系统自动测算获得面积，计算公式为：二尖瓣口面积（MVA）=220/PHT（cm²）。缺点：受左心房室顺应性、压力条件和心率影响（图3-1-10）。

▶ 血流汇聚近端等速表面积法（PISA法）：用于计算二尖瓣瓣口面积。优点：不受瓣口形状、钙化，合并反流等限制。缺点：血流汇聚口有时难以确定（图3-1-11）。

计算公式为：$MVA=\pi(r^2)\times(V_{aliasing}/peak\ V_{mitral})\times(\alpha/180°)$。其中$r$为血流汇聚区的等速半径；$V_{aliasing}$为混叠速度；peak V_{mitral}为二

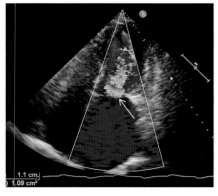

图3-1-11 PISA法测量二尖瓣瓣口面积。心尖左心室四腔心切面，箭头所示为半球形血流汇聚区，测量该半球半径（Radius），并通过连续多普勒测量二尖瓣血流峰值速度（peak V_{mitral}），混叠速度（$V_{aliasing}$）为37.3 cm/s，采用PISA法测得二尖瓣瓣口面积为1.09 cm²

尖瓣血流峰值速度；α为血流汇聚区的角度。

2. **跨瓣压力梯度法** · 采用简化Bernoulli方程 $\Delta P = 4V^2$。取心尖四腔心切面，采用连续多普勒显像，获得轮廓清晰的二尖瓣血流频谱，通过二尖瓣瓣口血流流速描记获得二尖瓣最大跨瓣压差及平均压差。通常采用平均压差界定二尖瓣狭窄程度。缺点：受瓣口血流及心率的影响，合并反流时高估，心功能减退时低估。

3. **狭窄程度分级** · 见表3-1-1。

表3-1-1　二尖瓣狭窄程度分级

项　　目		轻　度	中　度	重　度
主要证据	瓣口面积（cm²）	>1.5	1.0～1.5	<1.0
支持证据	平均跨瓣压差（mmHg）	<5	5～10	>10
	肺动脉收缩压（mmHg）	<30	30～50	>50

五、注意事项

鉴别诊断时需要区别一些导致二尖瓣瓣口血流速度加快的情况，如高血流动力学状态（发热、甲状腺功能亢进、贫血等）导致的功能性二尖瓣狭窄，左心房肿瘤导致的堵塞性二尖瓣口狭窄，主动脉瓣关闭不全反流束冲击二尖瓣前叶导致相对性开放不全。这些情况下一般二尖瓣无明显器质性改变，交界不粘连，开放面积正常或轻度低于正常。

第二节 · 二尖瓣反流

一、概述

二尖瓣反流（mitral regurgitation，MR）为各种原因导致的二尖瓣收缩期闭合不严，致使左心室内部分血流反流入左心房，左心房容量增加，肺静脉回流受阻,肺动脉压力增高,同时左心室容量负荷增加,最终可导致左心室充血性心力衰竭。

    临床分型:根据病因可分为原发性和继发性,前者包括炎症(风湿性与非风湿性)、瓣叶黏液样变、退行性改变、感染、先天性病变(如二尖瓣裂缺、降落伞二尖瓣)等,后者包括继发于冠状动脉疾病、心肌病和瓣环扩张引起的相对性关闭不全(图3-2-1)。

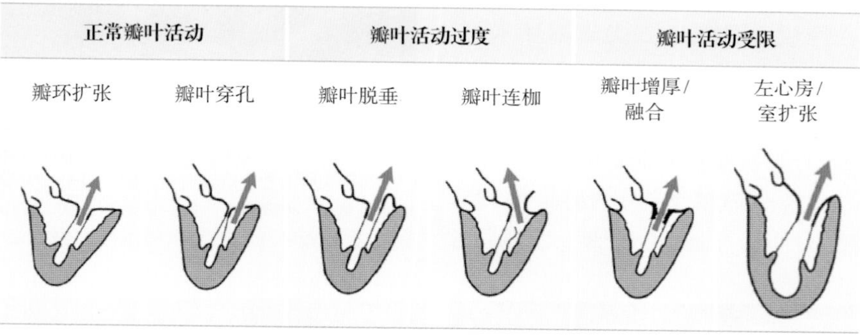

正常瓣叶活动		瓣叶活动过度		瓣叶活动受限	
瓣环扩张	瓣叶穿孔	瓣叶脱垂	瓣叶连枷	瓣叶增厚/融合	左心房/室扩张

图3-2-1 二尖瓣反流机制分型

二、血流动力学主要特点

二尖瓣反流的血流动力学主要特点见图3-2-2。

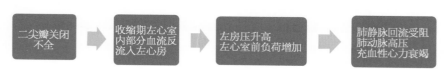

| 二尖瓣关闭不全 | → | 收缩期左心室内部分血流反流入左心房 | → | 左房压升高左心室前负荷增加 | → | 肺静脉回流受阻肺动脉高压充血性心力衰竭 |

图3-2-2 二尖瓣反流的血流动力学特点

三、超声诊断要点

1. 二维超声·因病因不同有不同表现。

▶ **风湿性病变**：多合并二尖瓣狭窄，可观察到二尖瓣瓣叶增厚，回声增强，腱索挛缩，左心室短轴切面可见二尖瓣交界粘连，瓣叶开放时呈鱼口状（图3-2-3）。

▶ **二尖瓣脱垂**：可观察到前后叶关闭时不能对合，部分瓣叶向左心房脱垂且低于二尖瓣瓣环水平，合并腱索断裂者可观察到条索状回声附着于瓣膜并随心动周期甩动（图3-2-4、视频3-2-1）。

▶ **心内膜炎**：分为感染性和非感染性，可于瓣叶、腱索上发现异常

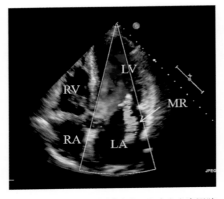

图3-2-3 风湿性二尖瓣反流。心尖左心室四腔心切面，彩色血流显像示二尖瓣关闭时出现反流（左图，箭头所示彩色镶嵌血流），同时可见二尖瓣瓣叶的增厚，回声增强。RA：右心房；RV：右心室；LA：左心房；LV：左心室；MR：二尖瓣反流

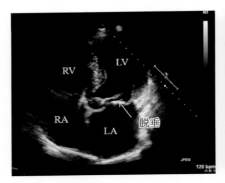

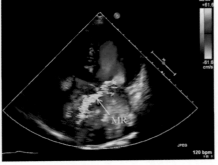

图3-2-4 二尖瓣脱垂引起的反流。心尖左心室四腔心切面，左图显示二尖瓣关闭时后叶瓣尖向左心房脱垂，且低于二尖瓣瓣环水平（左图箭头所示），右图彩色多频谱显像示二尖瓣关闭时出现反流，偏心沿前叶（右图箭头所示彩色镶嵌血流）。RA：右心房；RV：右心室；LA：左心房；LV：左心室；MR：二尖瓣反流

视频3-2-1
心尖左心室四腔心切面，显示二尖瓣后叶脱垂，且瓣尖见细小断裂腱索甩动

回声,呈条索状或团块状,活动度较大,严重者可出现瓣膜穿孔,多位于赘生物附着处,显示为小段的回声缺失(图3-2-5)。

　　▶ 退行性改变:可观察到二尖瓣瓣叶的增厚和钙化,往往合并主动脉瓣病变。

　　▶ 相对性关闭不全:左心房室常扩大,导致前后叶对合时出现缝隙。瓣叶自身无明显器质性改变(图3-2-6)。

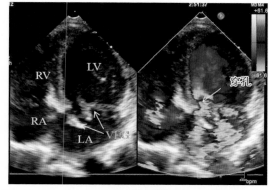

图3-2-5
二尖瓣前叶赘生物、穿孔伴反流。心尖左心室四腔心切面,二维超声(左图)显示二尖瓣前叶两处条索状赘生物伴前叶回声连续性中断,彩色多普勒(右图)显示二尖瓣瓣口及穿孔处反流(右图箭头所示为穿孔处)。RA:右心房;RV:右心室;LA:左心房;LV:左心室;VEG:赘生物

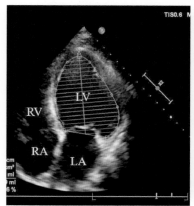

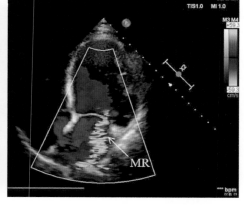

图3-2-6　二尖瓣相对性关闭不全。心尖左心室四腔心切面,左图显示左心房室明显扩大,左心室收缩功能减退(LVEF:31.6%),右图显示二尖瓣关闭时前后叶不能对合,彩色多普勒示二尖瓣关闭时出现反流(右图箭头所示彩色镶嵌血流)。RA:右心房;RV:右心室;LA:左心房;LV:左心室;MR:二尖瓣反流

2. **彩色多普勒显像·**是观察反流的最重要的方法。收缩期血流自左心室经二尖瓣口反流入左心房，呈以蓝色为主的五彩镶嵌血流（视频3-2-2）。如为前叶脱垂或瓣尖关闭错位，则反流束偏心沿后叶；如为后叶脱垂或关闭错位，则反流束偏心沿前叶；如为相对性关闭不全，则多为中央型。出现瓣叶穿孔者于穿孔处出现反流血流束。

3. **经食管超声心动图·**较经胸超声心动图图像更为清晰准确，主要用于进一步评估瓣膜反流程度，探查病因机制，识别腱索断裂和发现赘生物。

四、二尖瓣反流程度的评估

需同时结合患者的血流动力学状态、腔室大小等情况综合考虑。

1. **彩色多普勒方法·**为目前临床最常用、最简便易行的方法。缺点：受血流动力学影响，误差较大。

▶ 反流束面积：多取心尖四腔心或心尖二腔心切面，叠加彩色多普勒，直接描画面积：<4 cm² 为轻度反流，4～8 cm² 为中度，>8 cm² 为重度反流；或采取反流束面积与左心房面积比值：<20% 为轻度反流，20%～40% 为中度，>40% 为重度。

▶ 缩流颈宽度（vena contracta width, VCW）：取胸骨旁左心室长轴切面，局部放大，测量反流束最狭窄处内径：<0.3 cm 为轻度，0.3～0.7 cm 为中度，>0.7 cm 为重度。缺点：对操作者要求较高，且受患者透声条件影响。实时三维超声新技术可提高测量的准确性。

▶ 血流汇聚近端等速表面积（PISA）：采用血流汇聚近端等速表面积的方法计算二尖瓣有效反流口面积（effective regurgitant orifice area, EROA），简

视频3-2-2
心尖左心室四腔心切面彩色多普勒
显像示收缩期左心房内大量五彩镶
嵌的血流，为重度二尖瓣反流

化计算公式为EROA=r^2/2，其中r为血流汇聚区的等速半径。EROA<0.20 cm^{2}为轻度反流，0.20～0.40 cm^{2}为中度反流，>0.4 cm^{2}为重度反流。

2. 频谱多普勒·均为评估反流程度的辅助依据。

▷ 连续多普勒：通常二尖瓣反流束的速度为4～6 m/s，若<4 m/s提示血压较低或左房压升高，而速度峰值前移也提示左房压升高，频谱信号越强提示反流较多，信号越低提示反流较少。

▷ 脉冲多普勒：分别测量左心室流出道内径及二尖瓣瓣环内径，描画左心室流出道血流速度时间积分及二尖瓣瓣口血流速度时间积分，计算左心室流出道每搏输出量（SV$_{LVOT}$）及二尖瓣瓣口每搏输出量（SV$_{MV}$），二尖瓣反流量（regurgitation volume，RV）=SV$_{MV}$−SV$_{LVOT}$（ml），反流分数（regurgitation fraction，RF）=（SV$_{MV}$−SV$_{LVOT}$）/SV$_{MV}$×100%。

五、注意事项

评估二尖瓣反流程度时，需要结合患者的血流动力学状态、容量和压力负荷状态综合考虑。如在左房压升高、左房室压差减小的情况下，二尖瓣反流程度往往会被低估。在容量负荷减小和心脏收缩功能降低的情况下也会出现反流程度的低估。左心室流出道的梗阻（通常发生于梗阻性肥厚型心肌病、二尖瓣瓣环成形术后、心肌梗死后基底段心肌的代偿性收缩增强）等可引起二尖瓣前叶收缩期前移，造成前后叶对合不良导致二尖瓣反流，其反流程度会随着心肌收缩情况改变而变化（图3-2-7、视频3-2-3）。

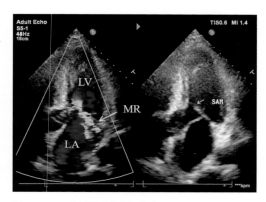

图3-2-7　二尖瓣前叶收缩期前移。心尖左心室五腔心切面，二维超声（右图）显示室间隔肥厚，收缩期二尖瓣前叶前移，造成左心室流出道梗阻，彩色多普勒（左图）显示二尖瓣前叶前移后产生的二尖瓣反流。LA：左心房；LV：左心室；MR：二尖瓣反流；SAM：二尖瓣前叶收缩期前移

<h1 style="text-align:center">第三节 · 主动脉瓣狭窄</h1>

一、概述

　　主动脉瓣狭窄(aortic valve stenosis，AS)是由于各种病因引起瓣叶开放受限，使血流通过瓣口受阻的一类心脏瓣膜疾病(图3-3-1)。最常见的病因是先天性瓣膜畸形、三叶瓣瓣膜钙化及风湿性瓣膜病。在世界范围内，风湿性瓣膜病更为普遍。各种病因导致瓣叶纤维化、增厚、钙化，甚至瓣叶交界处融合，最终形成狭窄，代偿性左心室心肌肥厚，临床上表现为主动脉瓣狭窄的典型三联症：呼吸急促、心绞痛及晕厥。重度主动脉瓣狭窄可出现左心室射血分数(EF)降低、心排血量下降及严重肺动脉高压，甚至出现

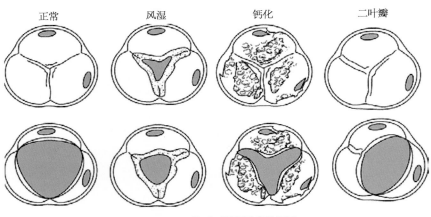

正常　　　　　　风湿　　　　　　钙化　　　　　　二叶瓣

图3-3-1　引起主动脉瓣狭窄的原因

视频3-2-3
胸骨旁长轴切面，显示室间隔明显肥厚，二尖瓣前叶收缩期前移，造成左心室流出道梗阻(SAM现象)，彩色多普勒显示左心室流出道内湍流及中度二尖瓣反流

充血性心力衰竭的症状。查体于胸骨右缘第2肋间可触及收缩期震颤,可闻及收缩期喷射性杂音。

二、血流动力学主要特点

主动脉瓣狭窄的血流动力学主要特点见图3-3-2。

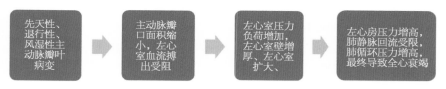

图3-3-2　主动脉瓣狭窄的血流动力学特点

三、超声诊断要点

1. **二维超声** · 二维超声心动图可从多切面(长轴、短轴、五腔心及三腔心切面)了解瓣叶的数量、形态及开放情况。

(1)先天性瓣膜畸形多见为二叶式畸形,单叶及四叶罕见,瓣膜关闭时不呈"Y"字形,二叶式常呈单一线状,有时可见假嵴,常伴有升主动脉的扩张,合并主动脉夹层时可见动脉管腔内内膜回声(图3-3-3、视频3-3-1、视频3-3-2),二叶式主动脉瓣分型见图3-3-4。

(2)风湿性主动脉瓣狭窄的最突出特点是交界粘连融合,沿瓣膜边缘

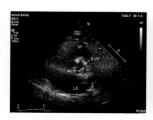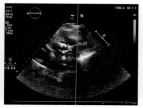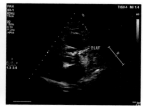

图3-3-3　不同形式的二叶式主动脉瓣伴重度狭窄。LA:左心房;RV:右心室;BiAV:二叶式主动脉瓣

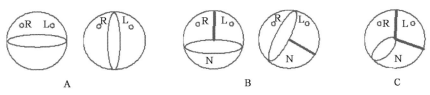

图3-3-4 Sievers和Schmidtke二叶式主动脉瓣分型。A. 0型（无嵴）；B. 1型（1条嵴）；C. 2型（2条嵴）

增厚、钙化融合，形成一个三角形收缩期瓣口。其常合并二尖瓣病变（图3-3-5、视频3-3-3、视频3-3-4）。

（3）三叶主动脉瓣钙化时，常累及瓣叶的中部及边缘，收缩期瓣膜开放时形成一个星状收缩期孔。瓣膜钙化程度是临床预后的预测因子之一（图3-3-6、视频3-3-5）。

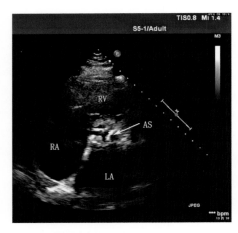

图3-3-5
风湿性主动脉瓣狭窄。病变的超声表现与退行性钙化病变类似，需结合病史及二尖瓣病变表现判断。LA：左心房；RA：右心房；RV：右心室；AS：主动脉瓣狭窄

视频3-3-1
短轴切面二维及彩色多普勒同步成像显示二叶式主动脉瓣重度狭窄

视频3-3-2
短轴切面显示功能正常的二叶式主动脉瓣

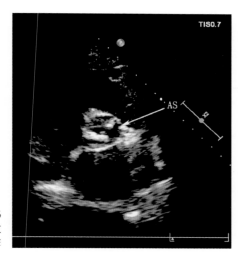

图3-3-6
退行性变瓣叶弥漫钙化伴重
度狭窄。AS：主动脉瓣狭窄

　　超声除提供主动脉瓣病变信息外，在重度狭窄的患者还可发现左心室壁向心性增厚及与主动脉瓣狭窄相关的其他心脏病变。

2. M型超声心动图

▶ 主动脉根部波群：主动脉壁曲线柔顺性减低，重搏波低平。

▶ 主动脉瓣波群：主动脉瓣增厚，回声增强，开放幅度明显减小，二叶

视频3-3-3
短轴切面显示风湿性主动脉
瓣狭窄

视频3-3-4
心尖长轴切面显示风湿性主
动脉瓣及二尖瓣狭窄

视频3-3-5
短轴切面显示主动脉瓣退变
僵硬活动度低

式主动脉瓣闭合线呈偏心性。

3. 多普勒超声心动图

▶ 彩色多普勒：多切面可见收缩期左心室流出道血流在主动脉瓣口近端加速形成五彩镶嵌的射流束,狭窄程度越重,射流束越细。

▶ 频谱多普勒：利用连续多普勒技术,可于狭窄的主动脉瓣口记录到收缩期高速射流频谱,狭窄程度越重,流速越高。

四、主动脉瓣狭窄的评估

临床上常用于评估主动脉瓣狭窄严重程度的血流动力学参数如下。

（1）主动脉瓣峰值血流速度。

（2）跨主动脉瓣平均压差。

（3）连续方程法测主动脉瓣口面积（AVA）=$A_{LVOT} \times VTI_{LVOT}/VTI_{AV}$（图3-3-7）,其中$A_{LVOT}$为左心室流出道面积,$VTI_{LVOT}$为左心室流出道血流速度时间积分,$VTI_{AV}$为主动脉瓣速度时间积分。

上述参数及测量方法见表3-3-1,主动脉瓣狭窄程度分级见表3-3-2,主动脉瓣狭窄评估流程步骤见图3-3-8。

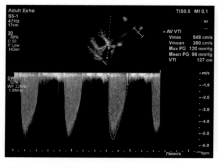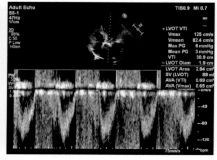

图3-3-7　连续方程计算瓣口面积。左图：连续多普勒瓣口流速积分。右图：频谱多普勒左心室流出道流速积分。V_{max}：最大流速；V_{mean}：平均流速；Max PG：最大压差；Mean PG：平均压差；VTI：流速积分；LVOT Diam：左心室流出道内径；SV：搏出量；AVA：主动脉瓣面积

五、注意事项

主动脉瓣狭窄程度的评估除了上述各项指标，还需要综合考虑以下几个因素：患者身高、体重、左心室射血分数及每搏量、左心室壁增厚情况、主动脉瓣反流程度及二尖瓣情况、患者基础疾病（高血压、贫血、甲状腺功能亢进或其他一些高流量的状态）等。

表3-3-1　评估主动脉瓣狭窄的相关参数及测量方法

内　容	方　法	测　量
左心室流出道直径	二维胸骨旁长轴切面 主动脉瓣环下0.5～1.0 cm处 用于计算有效横截面积	从内缘到内缘 收缩中期 垂直于左心室流出道长轴
左心室流出道速度	采用脉冲多普勒 心尖长轴或五腔心切面 速度曲线光滑，峰值清晰，峰值范围较窄	最大速度来自速度曲线峰值 通过描计曲线边缘得到速度时间积分
主动脉瓣狭窄的血流速度	连续多普勒 降低增益，调整基线与标度以获得最佳信号	最大速度来自速度曲线峰值 通过描计曲线边缘得到速度时间积分
瓣膜形态	胸骨旁长轴和短轴切面	瓣膜数量 是否有结合部位融合 是否有钙化

表3-3-2　主动脉瓣狭窄程度分级

项　目	轻　度	中　度	重　度
主动脉瓣峰值血流速度（m/s）	2.6～2.9	3.0～4.0	>4.0
平均跨瓣压差（mmHg）	<20	20～40	>40
有效瓣口面积（cm^2）	>1.5	1.0～1.5	<1.0

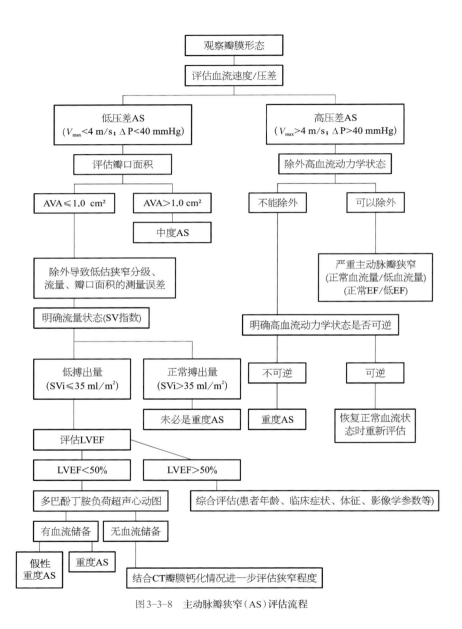

图 3-3-8　主动脉瓣狭窄(AS)评估流程

附❶

小剂量多巴酚丁胺试验评估主动脉瓣狭窄程度方案

起始剂量 2.5～5.0 μg/(kg·min)

↓ 每 3～5 min 增加剂量 2.5～5.0 μg/(kg·min)

最大剂量 20 μg/(kg·min)

出现以下情况要停止试验：① 最大剂量达 20 μg/(kg·min)。② 已获得阳性结果。③ 心率比基础心率上升 10～20 次/分或心率超过 100 次/分。④ 出现相应症状，血压降低，出现明显的心律失常。

结果分析：① 有效瓣口面积上升至 >1.0 cm²，表明主动脉瓣狭窄并不严重。② 在任何流速下瓣口面积都不超过 1.0 cm² 时，瓣口流速 >4.0 m/s 或平均压差 >30～40 mmHg 提示重度主动脉瓣狭窄。③ 无收缩储备，即 SV 上升不超过 20%，是术后高死亡率及长期预后不良的预测指标。

第四节 · 主动脉瓣反流

一、概述

主动脉瓣反流（aortic valve regurgitation，AR）通常因主动脉瓣叶病变或主动脉根部扩张影响瓣叶正常对合所致。风湿性心脏瓣膜病、老年性瓣膜退行性变、先天性二叶式主动脉瓣畸形、感染性心内膜炎为常见导致瓣叶病变的疾病，导致主动脉根部病变的疾病包括特发性主动脉根部扩张、马方综合征、主动脉夹层、胶原血管病、梅毒等。

二、血流动力学主要特点

主动脉瓣反流的血流动力学主要特点见图 3-4-1。

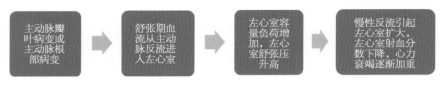

图3-4-1 主动脉瓣反流的血流动力学特点

三、超声诊断要点

1. **二维超声** · 胸骨旁长轴切面用于观察并测量左心室流出道、主动脉瓣环、主动脉窦和窦管交界的尺寸。多个不同二维切面可以观察瓣叶厚度、形态、活动度、有无赘生物（图3-4-2、图3-4-3、视频3-4-1）。舒张期主动脉

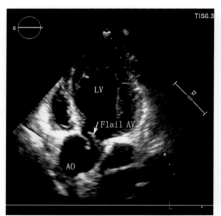

图3-4-2 主动脉瓣瓣叶连枷。LV：左心室；AO：主动脉；Flail AV：主动脉瓣叶连枷

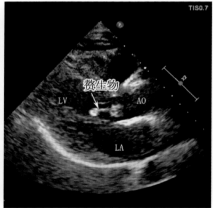

图3-4-3 主动脉瓣感染性赘生物。LV：左心室；LA：左心房；AO：主动脉

视频 3-4-1
心尖五腔心切面显示二叶式主动脉瓣及瓣周脓肿、瓣叶连枷

瓣关闭时瓣膜闭合处可见一裂隙。风湿性主动脉瓣关闭不全多合并瓣膜狭窄,瓣膜表现为增厚、回声增强、开放幅度减小。Carpentier主动脉瓣反流机制功能分类见表3-4-1。

表3-4-1　主动脉瓣反流机制功能分类和超声表现

功能异常		超声表现
Ⅰ型:主动脉根部扩张,瓣叶正常		主动脉根部任何部位的扩张(主动脉瓣环,主动脉窦部,窦管交界)
Ⅱa型:瓣叶脱垂伴偏心反流	瓣叶连枷	瓣叶完全翻转入左心室流出道
	瓣叶部分脱垂	瓣叶弯折、远端部分脱垂入左心室流出道
	瓣叶整体脱垂	瓣叶游离缘关闭时超过瓣环平面,波浪样翻卷入左心室流出道
Ⅱb型:瓣叶游离缘处孔隙伴偏心反流		偏心反流而无明显的瓣叶脱垂表现
Ⅲ型:瓣叶质量差		增厚、僵硬、活动度低 组织破坏 大块或弥漫的瓣叶钙化影响瓣叶活动
钙化分级:	1级	没有钙化
	2级	孤立、小块钙化
	3级	较大块钙化影响瓣叶活动
	4级	弥漫钙化限制瓣叶活动

2. M型超声·可以观察到二尖瓣前叶或腱索的高频颤动,以及舒张期过早的二尖瓣关闭等与主动脉瓣反流相关的征象。

3. 彩色多普勒和频谱多普勒成像·通过半定量或定量的方法可以对主动脉瓣反流程度进行分级。定性及定量分级详见表3-4-2。其中有效反流口面积通过近端等速表面积法(proximal isovelocity surface area,PISA)计算,反流量通过有效反流口面积与反流的速度时间积分两项相乘获得。常用的半定量评估主动脉瓣反流方法见图3-4-4及图3-4-5。重度主动脉瓣反流见图3-4-6、视频3-4-2～视频3-4-4。

表3-4-2　主动脉瓣反流程度分级

	项　　目	轻度	中　度		重度
结构性参数	左心室大小	正常	正常或扩大		扩大
	瓣叶情况	正常或异常	正常或异常		异常/连枷或宽大的对合缝隙
多普勒参数	左心室流出道内反流束大小	反流束很小	反流束中等		中心型很大，偏心型多样化
	反流频谱信号致密度	微弱	较致密		致密
	反流频谱压差半降时间（ms）	>500	200～500		<200
	降主动脉舒张期倒流频谱信号	短促的倒流信号	中等倒流信号		明显的全舒张期的倒流信号
定量参数	缩流颈宽度（cm）	<0.3	0.3～0.6		>0.6
	反流束与左心室流出道宽度比值（%）	<25	25～45	46～64	≥65
	反流束与左心室流出道截面积比值（%）	<5	5～20	21～59	≥60
	反流量（ml/beat）	<30	30～44	45～59	≥60
	反流分数（%）	<30	30～39	40～49	≥50
	有效反流口面积	<0.1	0.1～0.9	0.2～0.29	≥0.3

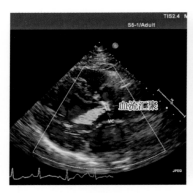

图3-4-4　应用缩流颈宽度法（VC）在长轴切面半定量评估主动脉瓣反流

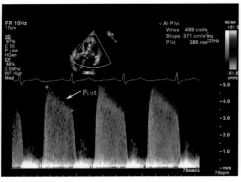

图3-4-5　应用压力半降时间（PHT）半定量评估主动脉瓣反流

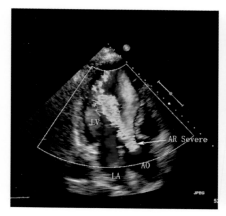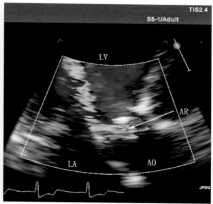

图3-4-6　重度主动脉瓣反流。左图中心型反流与右图偏心型反流，偏心型反流容易低估反流程度。LV：左心室；LA：左心房；AO：主动脉；AR：主动脉瓣反流

四、注意事项

主动脉瓣反流程度的评估应结合多个指标综合分析。偏心型主动脉瓣反流彩色多普勒易低估反流程度。

视频 3-4-2
胸骨旁长轴切面显示重度主
动脉瓣反流

视频 3-4-3
心尖长轴切面显示重度主动
脉瓣中心型反流

视频 3-4-4
心尖长轴切面显示重度主动
脉瓣偏心型反流

第五节 · 三尖瓣狭窄

一、概述

三尖瓣狭窄（tricuspid valve stenosis，TS）是由于各种病因引起三尖瓣口狭窄、瓣叶开放受限，使血流通过瓣口受阻的一类心脏瓣膜疾病。在临床上，单纯性三尖瓣狭窄较少见，最常见的病因是风湿性心脏病，常伴有二尖瓣及主动脉瓣的问题。其他少见原因可能为类癌综合征、罕见的先天性三尖瓣发育畸形、三尖瓣赘生物形成、起搏导线粘连、狼疮性心内膜炎及心脏肿瘤引起的机械性梗阻等。三尖瓣狭窄常伴有不同程度的三尖瓣反流。

二、血流动力学主要特点

三尖瓣狭窄的血流动力学主要特点见图3-5-1。

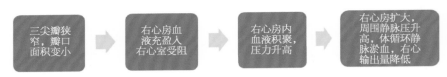

图3-5-1　三尖瓣狭窄的血流动力学特点

三、超声诊断要点

1. 二维超声切面

▶ 风湿性三尖瓣狭窄：直接征象为三尖瓣瓣膜增厚，回声增强，舒张期开放活动受限，呈圆顶状改变，腱索和乳头肌可有不同程度的增粗（图3-5-2）。与同一切面的三尖瓣瓣环直径相比较，瓣口直径缩小。间接征象为右

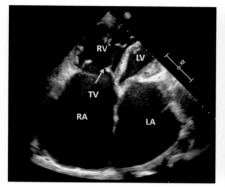
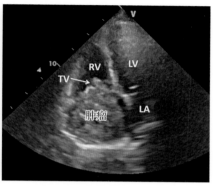

图3-5-2　风湿性三尖瓣狭窄患者。心尖四腔心切面显示三尖瓣增厚，开放呈圆隆状，右心房及右心室增大。RA：右心房；RV：右心室；TV：三尖瓣；LA：左心房；LV：左心室

图3-5-3　继发于右心房肿瘤的三尖瓣狭窄患者。心尖四腔心切面可见舒张期右心房巨大肿瘤堵塞三尖瓣口。LA：左心房；LV：左心室；RV：右心室；TV：三尖瓣

心房扩大，右心室偏小，腔静脉增宽。

▶ 继发于心房肿瘤、转移瘤或者巨大赘生物堵塞瓣口的超声表现：舒张期占位堵塞于三尖瓣口，致使右心房进入右心室的血流受阻（图3-5-3）。

▶ 先天性三尖瓣发育不良的超声表现：三尖瓣瓣叶开放受限，同时伴有其他先天畸形。

▶ 类癌综合征所致三尖瓣狭窄的超声表现：三尖瓣明显增厚，回声增强，瓣叶固定不动，呈"冻结"现象。

2. 多普勒超声·右心房血流通过狭窄的三尖瓣进入右心室时，在瓣口处可见血流汇聚现象，彩色多普勒表现为三尖瓣口右心室面舒张期五彩镶嵌血流信号，受呼吸影响，吸气时亮度增加，呼气时亮度减弱（图3-5-4、视频3-5-1）。

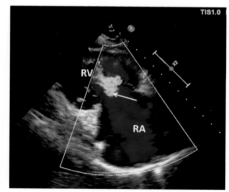

图3-5-4　风湿性三尖瓣狭窄患者。右心室流入道切面显示三尖瓣口右心室面舒张期五彩镶嵌血流。RA：右心房；RV：右心室

四、三尖瓣狭窄的评估

由于短轴切面无法完整显示整个三尖瓣瓣口，对于三尖瓣狭窄的评估主要应用连续多普勒。选用胸骨旁右心室流入道切面或心尖四腔心切面。扫描速度设置为100 mm/s较合适。三尖瓣血流速度受呼吸影响，测量值应该在根据呼吸平均或者在呼气末屏气时测量。对于心房颤动患者，测量至少5个心动周期的平均值。测量时的心率要低于100次/分，最好心率控制在70～80次/分。

1. **根据三尖瓣口舒张期峰值流速估测**·瓣膜狭窄的特征性改变为CW估测三尖瓣跨瓣速度增快。正常三尖瓣流速的最高峰值为0.7 m/s，吸气时增加。而三尖瓣狭窄患者三尖瓣流速的最高峰值可达1.0 m/s，吸气时可达2 m/s。但是由于峰值流速反映的是瞬时最大的跨瓣压差，受三尖瓣口舒张流量的影响大，并非理想的定量指标。

2. **根据平均压差法估测**·该指标反映整个舒张期三尖瓣口两侧的压力变化。用伯努利方程测量的三尖瓣狭窄跨瓣压差低于二尖瓣狭窄跨瓣压差（2～10 mmHg），平均在5 mmHg左右。狭窄合并反流患者的压差更高。三尖瓣口舒张期平均压差>2 mmHg为有血流动力学意义的三尖瓣狭窄，≥5 mmHg为重度狭窄（图3-5-5）。

3. **根据三尖瓣口面积估测**·正常三尖瓣口面积为6～8 cm²，但在一般情况下，三尖瓣瓣口面积很难在二维超声上显示（三维除外），故无法采用二维估测瓣口面积。目前有两种计算面积的方法，即压差减半时间法及连续方程法。压差减半时间法同二尖瓣狭窄。三尖瓣较二尖瓣狭窄程度轻，故该法重复性较差，误差较大。连续方程法为根据二维测得的主动脉、

视频3-5-1
四腔心切面显示三尖瓣瓣膜增厚，回声增强，舒张期开放活动受限，呈圆顶状改变，彩色多普勒示三尖瓣口右心室腔舒张期五彩镶嵌血流信号，以及右心房收缩期反流信号

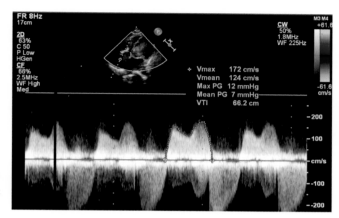

图 3-5-5
该患者三尖瓣口舒张期平均压差为7 mmHg,提示重度三尖瓣狭窄

肺动脉瓣口内径求得横截面并乘以多普勒测得的该部位的流速积分,再除以三尖瓣口舒张期流速积分。从理论上说,连续方程较压差减半时间法计算的瓣口面积准确性高,但实际应用时算法繁琐,故仍不理想。该方法最大的局限性为三尖瓣跨瓣血流的准确测量不够准确。瓣口面积 ≤ 1.0 cm^2 为重度三尖瓣狭窄。然而,随着三尖瓣反流的增多,连续方程法可能会低估狭窄程度。尽管如此,瓣口面积 ≤ 1.0 cm^2 而不考虑三尖瓣反流程度仍是具有血流动力学改变的截值。

4. 经食管超声心动图·大多数情况下,经胸超声心动图可以充分评估三尖瓣狭窄。当经胸超声心动图图像质量实在不理想时,经食管超声心动图可能会有所帮助。此外,对于继发于心脏肿瘤、瓣膜赘生物、起搏导线粘连等病因的患者,食管超声检查可以更清晰地显示这些占位与瓣膜及心腔的关系。此外,经食管超声检查还可以在心外科手术前及术后作为监测手段。

五、注意事项

单纯的三尖瓣狭窄极少见,因此在评估三尖瓣狭窄时需同时探查其他瓣膜或者可能的继发因素,明确可能的病因后,还需评估三尖瓣狭窄的程度,有助于临床进一步诊治。

第六节 · 三尖瓣反流

一、概述

三尖瓣反流（tricuspid regurgitation，TR）是指血流从右心室经关闭不全的三尖瓣反流入右心房。正常人群中70%以上有轻微的三尖瓣反流，临床上病理性的三尖瓣反流多为继发性的，即瓣叶质地正常，继发于右心容量和（或）压力负荷过大导致右心功能不全及瓣环扩大。原发的三尖瓣反流的主要原因为感染性心内膜炎（特别是静脉注射者）、风湿性心脏病、Ebstein畸形、先天性发育不良、胸部外伤及医源性瓣膜损伤、类癌综合征、心内膜心肌纤维化、药物导致瓣膜疾病等。

二、血流动力学主要特点

三尖瓣反流的血流动力学主要特点见图3-6-1。

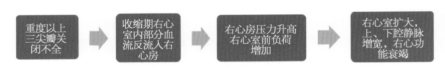

图3-6-1　三尖瓣反流的血流动力学特点

三、超声诊断要点

1. 二维超声

（1）原发性三尖瓣反流患者，通过观察瓣膜形态、质地可判断三尖瓣反流可能的病因。

▶ 感染性心内膜炎：可见三尖瓣叶和（或）腱索上赘生物形成（图3-6-

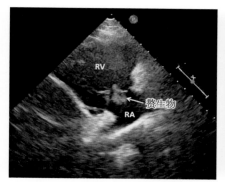

图3-6-2 三尖瓣赘生物。右心室流入道切面可见三尖瓣前叶右心房面毛絮样赘生物附着（箭头处）。RA：右心房；RV：右心室

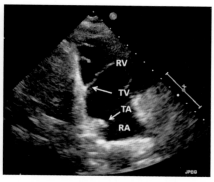

图3-6-3 三尖瓣下移畸形。右心室流入道切面可见三尖瓣后叶远离瓣环水平。RA：右心房；RV：右心室；TV：三尖瓣；TA：三尖瓣瓣环

2、视频3-6-1）。

▷ 风湿性心脏病：可见三尖瓣增厚，瓣叶开放呈圆隆状，腱索、乳头肌不同程度增厚，常伴有其他瓣膜狭窄或关闭不全。

▷ 三尖瓣下移畸形：可见后叶和（或）隔叶远离瓣环水平，常伴有房间隔缺损（图3-6-3）。

▷ 先天性发育不良：可见瓣叶卷曲、挛缩，伴有不同程度的腱索及乳头肌发育不良（图3-6-4）。

▷ 医源性损伤：如起搏器植入

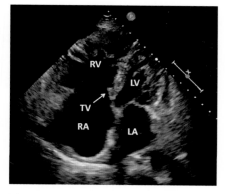

图3-6-4 三尖瓣发育不良。心尖四腔心切面可见三尖瓣前叶短小，隔叶挛缩，瓣膜关闭时受腱索牵拉不能完全退至瓣环水平。RA：右心房；RV：右心室；TV：三尖瓣；LA：左心房；LV：左心室

视频3-6-1
胸骨旁右心室流入道切面可见三尖瓣赘生物，以及收缩期右心房内中度三尖瓣反流信号

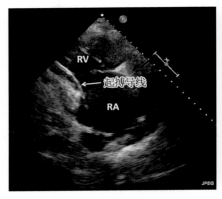
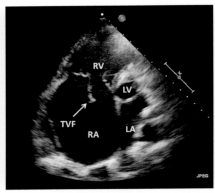

图3-6-5 起搏器植入术后三尖瓣反流。胸骨旁右心室流入道切面可见起搏导管压迫三尖瓣后叶，致使关闭时不能完全退至瓣环水平。RA：右心房；RV：右心室

图3-6-6 外伤致三尖瓣腱索断裂。心尖四腔心切面可见三尖瓣前叶腱索断裂，瓣叶呈连枷样改变。RA：右心房；RV：右心室；TVF：三尖瓣连枷；LA：左心房；LV：左心室

术后可见起搏导线压迫或者穿过三尖瓣瓣叶，致使瓣叶关闭时不能退至瓣环水平，引起瓣膜关闭不全（图3-6-5）。

➤ 胸部外伤：可见瓣叶脱垂或连枷，断裂的腱索随心动周期摆动（图3-6-6）。

➤ 类癌综合征：可见三尖瓣瓣叶固定不动，呈"冻结"现象。

➤ 右心肿瘤：可见收缩期肿瘤嵌顿于三尖瓣口致使瓣叶关闭不全。

➤ 心内膜心肌纤维化：可见三尖瓣增厚、钙化，活动受限等。

（2）对于继发性三尖瓣反流患者，可以评估三尖瓣瓣环扩张程度、右心室大小及功能、三尖瓣瓣叶变形程度等（图3-6-7）。

1）显著的三尖瓣瓣环扩张定义为四腔心切面舒张末直径 $\geqslant$ 40 mm 或 >21 mm/m^2。

2）右心房室扩大不是中重度三尖瓣反流的特异性表现，但可以用来辅助定性，如果右心大小正常则表明三尖瓣反流程度较轻。

3）室间隔反常运动可能继发于重度三尖瓣反流导致的右心室容量负荷过重，但可受多种因素的影响而没有特异性。

4）剑突下切面测量下腔静脉的宽度、随呼吸的变异度以评估右房压。

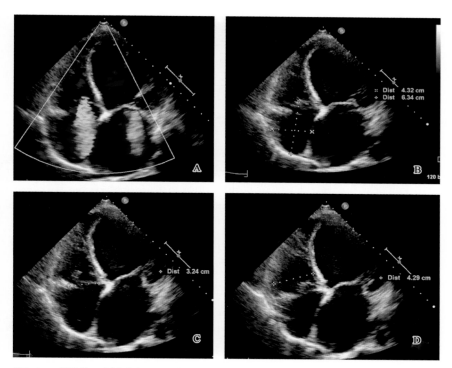

图3-6-7 继发性三尖瓣反流。A. 心尖四腔心切面可见三尖瓣反流；B. 测量右心房内径；C. 测量三尖瓣瓣环内径；D. 测量右心室内径

2. 三尖瓣反流程度的评估

▶ 彩色血流多普勒：最简便的评估三尖瓣反流程度的方法是应用彩色多普勒多切面观察反流束的形态、方向和大小（图3-6-8、视频3-6-1）。

1）反流束面积法：应用描记法测量三尖瓣反流的最大面积。反流束面积>10 cm² 定义为重度反流。

2）近端血流汇聚法（proximal flow convergence）：应用PISA法定量评估三尖瓣反流，目前在临床上不常用。测量方法同二尖瓣反流（见相应章节）。该方法显示可测量的血流汇聚区的轮廓比二尖瓣反流更困难。

3）缩流颈宽度法（VC）：测量反流束颈部的宽度，该方法相对容易，并

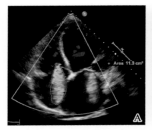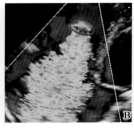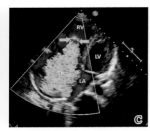

图3-6-8　彩色多普勒评估三尖瓣反流程度。A.反流束面积法；B.近端血流汇聚法；C.缩流颈宽度法

可用于定量或者定性。缩流颈宽度>0.7 cm提示重度三尖瓣反流,并且提示预后不良。

在这三种方法中,应用近端血流汇聚法和缩流颈宽度法评估三尖瓣反流程度比反流束面积法准确,中心性反流较偏心性反流准确。但是缩流颈宽度在轻度和中度三尖瓣反流之间有重叠,无法准确区分。应用近端血流汇聚法或者反流束面积法,20%～30%的重度三尖瓣反流被低估。

▶ 脉冲多普勒:与二尖瓣反流类似,重度三尖瓣反流影响舒张早期三尖瓣口E峰速度。在没有三尖瓣狭窄的前提下,E峰>1.0 m/s提示三尖瓣重度反流。还可应用肝静脉的脉冲多普勒频谱来证实三尖瓣反流程度(图3-6-9)。随着三尖瓣反流程度的增加,肝静脉频谱的收缩期主波圆钝。重度三尖瓣反流时,肝静脉出现收缩期血流反向。同时肝静脉血流模式受右心房室松弛性和顺应性减低、呼吸时相、前负荷及房颤等因素的影响。虽然肝静脉收缩期血流反向的特异性没有明确的定义,但是经验表明排除上述因素的影响,它是重度三尖瓣反流的特异征象。

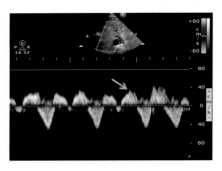

图3-6-9　肝静脉血流图示收缩期血流反向

▶ 连续多普勒:应用连续多普勒记录三尖瓣反流的频谱,可以估测肺动脉收缩压。同其他瓣膜反流一样,三尖瓣反流的流速与反流量并不相关,并且重度三尖瓣反流患者的流速常常偏低(2 m/s)。连续多普勒显

示的信号辉度及轮廓特征可以帮助评估三尖瓣反流的严重程度。重度三尖瓣反流的频谱辉度高，并且由于明显变化的反流压力曲线而呈现达峰时间提前的三角形反流频谱（图3-6-10）。而在重度三尖瓣反流合并正常右心室压力的情况下，因为达峰时间居中而连续波多普勒频谱的前向频谱与反向频谱呈镜像（类似正弦波），可见于

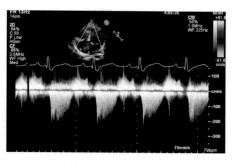

图3-6-10　连续多普勒记录三尖瓣反流频谱，显示流速偏低（2 m/s），并且由于明显变化的反流压力曲线而呈现达峰时间提前的三角形

严重的瓣口不闭"正向-反向"的血流。

　　3. **经食管超声心动图**·相比二尖瓣，三尖瓣更贴近胸壁，理论上经胸超声心动图可以充分评估三尖瓣反流。当经胸超声心动图图像质量实在不理想时，经食管超声心动图可能会有所帮助（图3-6-11）。可以在食管中段的四腔心切面、短轴切面，经胃底的四腔心切面、右心室流入道切面观察三尖瓣形态及彩色多普勒血流。与二尖瓣反流类似，经食管超声心动图测量的三尖瓣反流的反流面积比经胸超声心动图测量的大。经食管超声还可以在三尖瓣反流心外科手术前及术后作为监测手段。

　　4. **综合评估三尖瓣反流**·评估三尖瓣反流推荐综合应用多种方法（表

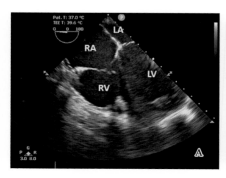
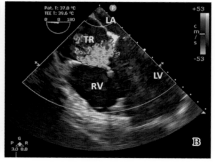

图3-6-11　食管中段四腔心切面可见三尖瓣前叶及隔叶卷曲、挛缩（A）和彩色多普勒示三尖瓣反流（B）

3-6-1）。包括应用右心房室大小、室间隔运动和各种多普勒参数。彩色多普勒成像至少在2个互相交叉的切面显示，并注意反流束的大小和方向、血流汇聚和缩流颈宽度。观察连续多普勒频谱的辉度和频谱形态。下腔静脉宽度和呼吸变异度、肝静脉血流图可以帮助评估右房压及对容量负荷过重的适应情况。结论一致的参数越多，诊断越准确。

表3-6-1　三尖瓣反流的评估

参　数	程　度	轻　度	中　度	重　度
结构	三尖瓣形态	一般正常或者轻微异常	中度瓣膜异常	严重瓣膜异常（如瓣叶连枷、重度挛缩等）
	右心房及右心室大小	一般是正常的	正常或轻度扩大	一般是扩大的
	下腔静脉内径	正常，<2.0 cm	正常或者轻度扩张，2.1～2.5 cm	扩张，>2.5 cm
多普勒超声定量诊断	反流束面积	小、窄、中央型	中等中央型	大的中央型反流束或者大量偏心反流冲击室壁
	血流汇聚区域CWD束	不可见、短暂或小模糊的/部分/抛物线	中等大小及时间浓密的/抛物线状或三角形	大且贯穿整个收缩期浓密的，常常为三角形
半定量诊断	反流束面积（cm²）	未定义	未定义	>10
	VCW（cm）	<0.3	0.3～0.69	≥0.7
	PISA（cm²）	≤0.5	0.6～0.9	>0.9
	肝静脉血流图	收缩期主导	收缩期波形圆钝	收缩期反流
	三尖瓣血流图	A波主导	不定	E峰速度>1.0 m/min

第七节 · 人工瓣膜

一、概述

1. 人工瓣膜的类型 · 人工瓣膜根据制备材料可以分为生物瓣及机械瓣两种。生物瓣可分为异种生物瓣膜及同种生物瓣两种，异种生物瓣包括带支架（最为常用）及无支架两种，如带支架猪心包生物瓣、无支架猪心包生物瓣；同种生物瓣包括同种异体移植瓣及自体移植瓣（如Ross手术）。机械瓣主要包括双叶瓣、单侧倾碟瓣及笼球瓣，其中双叶瓣最为常见，单侧倾碟瓣次之，而笼球瓣目前已较为罕见。

2. 人工瓣膜的"生理性"梗阻与反流· 由于设计的原因，几乎所有的人工瓣膜相对于自体瓣膜均存在一定的梗阻。人工瓣膜的"生理性"梗阻程度与瓣膜的型号和尺寸有关。大多数人工瓣膜都存在轻微或轻度反流。这种"生理性"反流的特点也与人工瓣膜的设计工艺有关。

二、人工瓣膜一般超声诊断要点

1. 二维超声

（1）人工瓣膜活动部分的启闭运动（生物瓣的瓣叶以及机械瓣的瓣阀）。

（2）瓣叶是否存在钙化，以及瓣环、瓣阀、瓣叶、支架或瓣笼表面是否存在异常的回声强度。

（3）缝合环的形态：是否与自体瓣环之间存在分离，以及其在整个心动周期是否发生异常摆动。

2. 彩色多普勒显像

（1）人工瓣前向血流类型，可分为周围型、半中心型或中心型。

（2）人工瓣口反流及其程度。

（3）瓣周漏及其程度。

3. 频谱多普勒· 观察血流频谱形态，测量各瓣位人工瓣的前向血流参数：最大流速、平均压差、压差降半时间（PHT）、二尖瓣位及主动脉瓣位的多普勒速度指数（DVI）和有效瓣口面积（EOA）、主动脉瓣位的加速时间（AT）及射血时间（ET）。

二尖瓣位DVI的计算公式为DVI=VTI_{PrMV}/VTI_{LVO}。 VTI_{PrMV}为二尖瓣口血流速度时间积分，VTI_{LVO}为左心室流出道血流速度时间积分。

主动脉瓣位DVI的计算公式为DVI=V_{LVO}/V_{PrAV}。 V_{LVO}为左心室流出道

血流速度,V_{PrAV} 为主动脉瓣口血流速度。

二尖瓣位 EOA 的计算公式为 $EOA_{PrMV}=(CSA_{LVO} \times VTI_{LVO})/VTI_{PrMV}$。

主动脉瓣位 EOA 的计算公式为 $EOA_{PrAV}=(CSA_{LVO} \times VTI_{LVO})/VTI_{PrAV}$。

CSA_{LVO} 为流出道截面积,假设左心室流出道横截面为圆形,可通过胸骨旁切面主动脉瓣下左心室流出道直径算出。VTI_{LVO} 为邻近瓣叶/阀体处记录的 VTI,在心尖五腔心或长轴切面用 PW 多普勒记录。VTI_{PrMV} 为跨人工二尖瓣的 VTI,用 CW 多普勒测量。VTI_{PrAV} 为跨人工主动脉瓣的 VTI,用 CW 多普勒测量。

三、人工瓣膜功能障碍

(一)临床特征

人工瓣膜功能障碍是心脏瓣膜置换术中较为严重的一种并发症,按发病机制可分为内源性因素和外源性因素功能障碍。内源性因素主要是瓣膜结构损坏,如机械瓣支架断裂或人工瓣叶破裂、变形,外源性因素主要为瓣膜选择不当或其他并发症所致,如瓣叶血栓形成、瓣周纤维组织增生、残余腱索及线结过长等。

(二)血流动力学

人工瓣膜功能异常的血流动力学与自身瓣膜病变的血流动力学相似,详见相应章节。

(三)超声诊断要点和声像图

1. 人工瓣膜狭窄

▶ 二维超声:生物瓣叶增厚(>3 mm)、粘连和钙化,开放受限;机械瓣叶开放活动受限,双瓣叶开放不同步(视频3-7-1)。

▶ 彩色多普勒显像:人工瓣膜口的彩色血流信号变窄变亮。

▶ 频谱多普勒:二尖瓣位最大流速 ≥ 2.5 m/s,平均压差 >10 mmHg,压力减半时间(PHT)>200 ms,DVI>2.5,有效瓣口面积(EOA)<1 cm² 提示

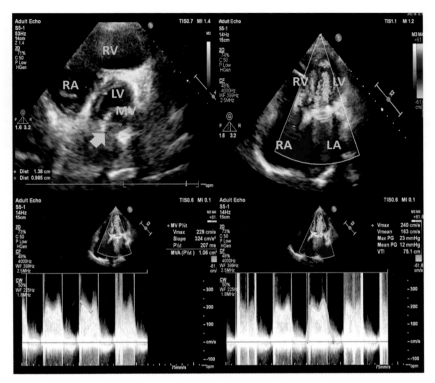

图3-7-1　二尖瓣短轴观（左上图）人工二尖瓣右侧瓣口见一14 mm×10 mm的低回声块阻塞；心尖四腔心观（右上图）彩色多普勒，人工瓣膜口的彩色血流信号明亮；左下图为连续多普勒估测压力降半时间；右下图显示勾勒人工二尖瓣瓣口血流频谱可获得跨人工瓣膜的最大流速、最大压差和平均压差

显著狭窄（图3-7-1）。当出现主动脉瓣位瓣口血流速度>3.0 m/s时，如果DVI>0.25，而且瓣口血流图显示速度峰值前移（AT<100 ms），提示人工瓣膜功能正常。如果DVI<0.3，提示人工瓣膜可能狭窄；DVI<0.25且伴有瓣口

视频 3-7-1
二尖瓣短轴观仅见左侧瓣叶
活动，右侧瓣叶活动受限

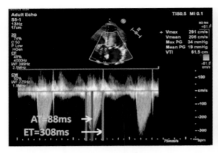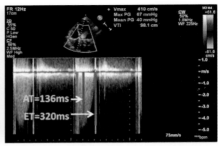

图3-7-2　人工主动脉瓣跨瓣频谱。左图为正常的人工主动脉瓣，频谱呈锐利的三角形，峰值位于收缩早期，AT<100 ms；右图为狭窄的人工机械主动脉瓣，频谱圆钝，峰值后移至收缩中期，AT>100 ms。AT：主动脉射血加速时间；ET：主动脉射血时间

血流图轮廓圆钝、血流加速时间延迟（AT>100 ms），则高度提示人工瓣膜狭窄（图3-7-2）。三尖瓣位E峰>1.7 m/s，平均压差>6 mmHg，PHT>230 ms提示狭窄。肺动脉瓣位同种移植瓣膜峰值速度≥2.5 m/s（平均压差≥15 mmHg）或异种移植瓣膜峰值速度≥3.2 m/s（平均压差≥20 mmHg）提示狭窄。

▶ 经食管超声：如果经胸超声心动图（TTE）不能明确诊断瓣膜梗阻可以考虑行经食管超声心动图（TEE），任何需要鉴别梗阻的情况尤其是怀疑有血栓形成时，都应该考虑行TEE检查。

▶ 人工瓣膜狭窄程度评估：二尖瓣位见表3-7-1，主动脉瓣位见表3-7-2。

表3-7-1　评估人工二尖瓣功能的多普勒参数

项　　目	正　　常	可能狭窄	提示显著狭窄
峰值（m/s）	<1.9	1.9～2.5	≥2.5
平均压差（mmHg）	≤5	6～10	>10
DVI	<2.2	2.2～2.5	>2.5
EOA（cm²）	≥2	1～2	<1
PHT（ms）	<130	130～200	>200

注：PrMV，人工二尖瓣；LVO，左心室流出道；DVI，多普勒速度指数=VTI_{PrMV}/VTI_{LVO}；VTI，速度时间积分；EOA，有效瓣口面积；PHT，压力降半时间。

表3-7-2　评估人工主动脉瓣功能的多普勒参数

参　数	正　常	可疑狭窄	明显狭窄
峰值速度（m/s）	<3	3～4	>4
平均压差（mmHg）	<20	20～35	>35
DVI	≥0.35	0.25～0.35	<0.25
EOA（cm²）	>1.2	0.8～1.2	<0.8
瓣口前向射流频谱形态	三角形、早期达峰	三角形至中间形	圆钝、对称
AT（ms）	<80	80～100	>100

注：DVI，多普勒速度指数＝VTI_{LOVT}/VTI_{PrAV}；VTI，速度时间积分；EOA，有效瓣口面积；AT，加速时间。

▶ 注意事项

1）心动过速或者一度房室传导阻滞导致二尖瓣血流图E、A峰融合或舒张充盈时间缩短时，不能用压力降半时间（PHT）评估人工二尖瓣功能。

2）当压差与压力降半时间的测量结果不一致时，才需要进行有效瓣口面积（EOA）的测量。EOA根据连续方程法计算，具体公式见上文。人工二尖瓣口VTI受心率影响较小，因此该方法尤其推荐在心动过速或过缓的患者使用。

3）主动脉瓣位多普勒参数容易受到以下参数影响，高流量状态、人工瓣膜不匹配及人工机械双叶碟瓣瓣膜水平的压力恢复会高估流速及压力，导致其假性升高，仅凭高流速跨瓣压差很难区分人工主动脉瓣膜正常还是狭窄。相反，低心输出量则低估流速及压力，导致其假性正常化，因而严重左心功能不全者跨瓣压差轻度升高就可能提示严重的人工瓣膜狭窄。

2. 人工瓣膜反流

▶ 二维超声：人工瓣病理性反流多伴有瓣叶结构及活动异常，常见于以下3种情况：① 生物瓣叶增厚和钙化、穿孔、脱垂、赘生物。② 机械瓣血栓或肉芽组织增生，瓣环开裂，瓣片脱位。③ 瓣周漏：缝合开裂所引起的缝合环和周围自然瓣组织之间的病理性反流。

▶ 彩色多普勒显像：生理性反流束的色彩均匀而单一，病理性反流为多彩的湍流，瓣周漏的反流束起自人工瓣瓣环外。

▶ 频谱多普勒：一般而言，反流频谱的信号强度越大，反流程度越重，反流频谱的减速越快，反流程度越重。若二尖瓣口血流速度增快伴随左心室流出道内血流速度降低则高度提示存在病理性人工瓣膜反流。降主动脉内出现全舒张期的反向血流提示人工主动脉瓣中度以上反流；腹主动脉内出现全舒张期反向血流提示人工主动脉瓣重度反流。人工三尖瓣重度反流可导致频谱峰值提前，呈现三角形；人工肺动脉瓣重度反流时，右心室压力在舒张末期前即可与肺动脉压力达到平衡，此时肺动脉血流频谱类似正弦图形；当肺动脉瓣以远的肺动脉或管道内出现舒张期反向血流时，时相越长，出现反向血流的位置越远则反流越严重。

▶ 经食管超声：有助于提高对瓣周漏的定位及定量诊断准确性，并可以显示反流机制和相关并发症，如感染性心内膜炎、脓肿形成、包块或影响碟片功能的血栓等。人工二尖瓣反流束如为中央型，反流面积<4 cm^{2}提示为轻度MR，反流面积>8 cm^{2}提示为中至重度反流。对于瓣周漏及偏心反流，主要通过测量缩流颈宽度评估其严重性，轻度、中度和大量瓣周漏时缩流颈宽度分别为<3 mm、3～5.9 mm及≥6 mm（视频3-7-2）。

▶ 人工瓣膜反流的定位和程度评估

1）二尖瓣位瓣周反流的起源和空间分布可以从心尖四腔心和心尖左心室长轴等切面来判定。在心尖四腔心切面，反流束沿房间隔走行时瓣周漏位于内侧象限；反流束沿左心房游离壁走行时瓣周漏位于外侧象限（视频3-7-3）。在心尖左心室长轴切面，反流束沿主动脉根部走行时瓣周漏位于前象限；反流束沿左心房后壁走行时瓣周漏位于后象限。二尖瓣位反流

视频3-7-2
经食管超声示人工二尖瓣瓣周后缘瓣周漏，缩流颈宽度为3 mm，提示中度人工二尖瓣瓣周漏

视频3-7-3
心尖四腔观显示人工二尖瓣瓣周反流束沿左心房游离壁走行，提示瓣周漏位于外侧象限

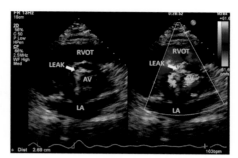

图3-7-3
大动脉短轴观人工机械主动脉瓣瓣周漏。左图为
二维图像示支架外侧8～12点方向半月形瓣
周漏（白色箭头），右图为彩色多普勒图像示舒
张期瓣周漏处花色反流横截面（白色箭头）。
RVOT：右心室流出道；LA：左心房；AV：主
动脉瓣；LEAK：瓣周漏

程度评估见表3-7-3。主动脉瓣位瓣周反流的起源和空间分布可以从胸骨
旁心底短轴和左心室长轴切面来判定（图3-7-3、视频3-7-4、视频3-7-5）。

表3-7-3　　用TTE和TEE检查评估人工二尖瓣反流严重程度的参数

参　　数	轻度反流	中度反流	重 度 反 流
左心室大小	正常	正常或增大	通常增大
人工瓣膜	通常正常	异常	异常
多普勒参数（定性或半定量）			
血流面积：彩色	少量，向心性（<4 cm² 或 <20% 左心房面积）	介于两者之间	大量，向心性（>8 cm² 或 >40% 左心房面积）或左心房内大小不定的触壁涡流
血流汇聚：彩色	无或轻度	中量	大量
反流束强度：CW	信号显示不全或模糊	高密度信号	高密度信号
反流束形状：CW	抛物线形	多为抛物线	早期达峰，三角形
肺静脉血流：PW	收缩期明显	收缩期波峰变钝	收缩期逆向血流

注：CW，连续多普勒；PW，脉冲多普勒。

视频3-7-4
大动脉短轴观显示人工机械
主动脉瓣瓣周漏

视频3-7-5
心尖五腔观显示人工机械主
动脉瓣瓣环脱落，彩色多普勒
测及中重度瓣周漏

2）主动脉瓣位的瓣周漏，可在人工瓣环水平短轴切面仔细观察反流颈判断圆周范围的反流程度，瓣周漏<10%瓣环周长为轻度，10%～29%为中度，≥30%为重度。如人工瓣环出现摆动现象，则表明>40%的瓣环出现撕裂。主动脉瓣位的反流程度评估见表3-7-4。

表3-7-4　评估人工主动脉瓣反流严重程度的参数

参　　数	轻　　度	中　　度	重　　度
瓣膜结构和活动	通常正常	异常	异常
左心室内径	正常	正常或轻度扩大	扩大
多普勒参数（定性或半定量）			
主要反流束宽度（%LVO内径）：彩色	窄小（≤25%）	26%～64%	宽大（≥65%）
反流束回声密度：CW	不完整或弱	密	密
反流束减速率（PHT：ms）：CW	缓（>500）	200～500	陡（<200）
LVO血流与肺动脉血流比：PW	略有增加	介于两者之间	显著增加
降主动脉舒张期反向血流：PW	无或仅出现在舒张早期	介于两者之间	明显，全舒张期
多普勒参数（定量）			
反流容积（ml）	<30	30～59	>60
反流分数（%）	<30	30～50	>50

注：LVO，左心室流出道；CW，连续多普勒；PHT，压力降半时间；PW，脉冲多普勒。

3）三尖瓣位的中心性反流，右心房内反流束面积<5 cm² 为轻度，5～10 cm² 为中度，>10 cm² 为重度。

4）肺动脉瓣位反流束宽度小于肺动脉瓣环直径25%者定义为轻度反流，而大于肺动脉瓣环直径50%者定义为重度反流。

► 注意事项

1）由于人工瓣膜的声影和混响，经胸超声心动图检测人工二尖瓣和三尖瓣的反流十分困难,特别是人工机械瓣膜,彩色多普勒超声的多种参数可间接提示反流的存在。

2)与自体瓣膜反流相似,由于左心室流出道内存在流体拖拽现象,反流束离开射流紧缩处之后会立刻变宽,从而导致反流程度高估。相反,有时重度反流非常偏心,反流束紧贴左心室流出道壁或二尖瓣前叶,彩色多普勒显示的反流量较少可导致低估。因此,在这些情况下,必须根据其他的多普勒参数进行综合评估人工主动脉瓣反流的程度。

四、人工瓣膜并发症

人工瓣膜并发症的发生及性质受手术操作、人工瓣膜类型、耐用性和血栓形成可能性、患者自身因素(如感染)等众多因素的影响。大多数人工瓣膜的并发症都可导致瓣膜功能的异常,在超声上呈现狭窄或反流性病变,在此基础上仔细地一一排除有助于减少漏诊,结合患者的临床病史也是必不可少的。

1. **感染性心内膜炎**·是人工瓣膜置换术后的常见并发症,临床可表现为发热、心脏杂音及体循环栓塞等。人工瓣膜的赘生物常位于瓣环区域,并可能蔓延到人工瓣膜的瓣叶、支架、阀体,影响瓣膜的开放和关闭,甚至导致人工瓣膜缝线撕脱、瓣周反流以及人工生物瓣膜的破坏。赘生物形态各异,通常在超声心动图上显示为活动度较大的中低回声条索。瓣周脓肿常表现为瓣环区域的异常腔隙,多伴有赘生物,也可穿孔导致心腔间的异常沟通,彩色多普勒可发现异常分流。TEE在诊断人工瓣膜赘生物时更具有优势。高度怀疑感染性心内膜炎时,即使TTE没有异常发现,TEE检查仍是十分必要的。

2. **血栓与血管翳**·是两种常见而相似的晚期人工瓣膜功能障碍。血栓形成与人工瓣膜类型及患者自身因素(左心室功能、左心房大小、心房颤动等)有关。机械瓣膜较生物瓣膜更易形成血栓,通常与抗凝治疗不充分有关。机械瓣和生物瓣都会发生纤维组织增生或血管翳。血栓及血管翳均可影响瓣膜的活动,导致不同程度的梗阻,严重者需再次瓣膜置换。对于人工二尖瓣及部分人工三尖瓣可采用溶栓的方法替代手术。溶栓对血管翳无效，因此在溶栓前需仔细与血栓鉴别（表3-7-5）。由于血管翳和血栓可能同时存在，密切随访患者临床和超声心动图表现极为重要，因为残留的血管翳可能导致人工瓣膜再次形成血栓。

表3-7-5　血栓与血管翳的鉴别

项　　目	血　栓	血　管　翳
形态	较大	较小
回声	较低，类似心肌	较强
抗凝治疗	有效	无效
病史	抗凝不足，房颤	儿童多见
易受累瓣膜	人工三尖瓣	人工主动脉瓣
梗阻症状	出现早	出现晚

3. 人工瓣-患者不匹配（PPM）· 为相对于患者的体表面积而言，人工瓣膜的有效开口面积太小，从而导致过高的术后跨瓣压差。评估参数主要是有效瓣口面积指数EOAi（有效瓣口面积/体表面积）。虽然PPM理论上可以发生于所有部位的人工瓣膜，但目前大部分研究均侧重于主动脉瓣。主动脉瓣位的EOAi>0.85 cm^2/m^2时为轻度PPM，对血流动力学的影响较小；EOAi为0.65～0.85 cm^2/m^2时为中度PPM；EOAi<0.65 cm^2/m^2时为重度PPM。二尖瓣位的EOAi正常值不小于1.2～1.3 cm^2/m^2。

第四章
心 肌 病

第一节 · 扩张型心肌病

一、概述

扩张型心肌病（dilated cardiomyopathy，DCM）是指出现左心室或者双心室扩大、收缩功能障碍，并且排除因高血压、瓣膜病变所致的负荷异常及冠状动脉病变所致的整体收缩功能损害。DCM的病因可分为遗传性和非遗传性。在某些情况下，遗传倾向可与外在因素或环境因素相互作用，如33%的DCM患者曾得过病毒性心肌炎；酒精（乙醇）摄入会加重DCM。DCM的发病年龄通常是20～50岁。超过75%的DCM患者最初表现为心功能不全。DCM的1年死亡率为20%～25%，5年死亡率为20%～50%。

二、血流动力学主要特点

扩张型心肌病的血流动力学主要特点见图4-1-1。

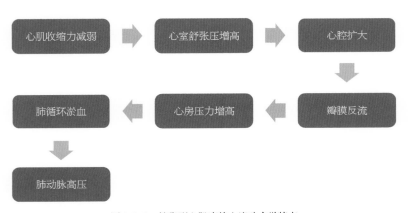

图4-1-1 扩张型心肌病的血流动力学特点

三、超声诊断要点

1. 二维超声心动图(图4-1-2、视频4-1-1)

（1）全心扩大，以左心室扩大更为显著。

（2）心脏呈球形扩大，心腔扩大，瓣口相对减小。

（3）室壁整体收缩活动减弱，左心室射血分数（LVEF）<50%，左心室短轴缩短率<25%。

（4）乳头肌功能不全致二尖瓣不能完全退至瓣环水平，从而导致瓣膜反流。

（5）肺动脉常增宽。

（6）心腔内可有附壁血栓形成。

（7）可合并心包积液。

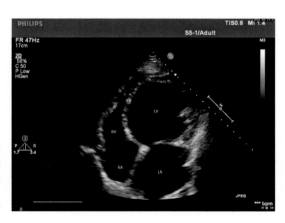

图4-1-2
扩张型心肌病。图示左心室呈球形扩大，收缩活动减弱。LV：左心室；LA：左心房；RV：右心室；RA：右心房

视频4-1-1
心尖四腔切面示左心室呈球形扩大，收缩活动减弱

2. M型超声心动图（图4-1-3）

（1）心腔扩大，室壁变薄，室壁运动幅度弥漫性减低。

（2）室壁增厚率降低，左心室短轴缩短率减小。

（3）舒张早期二尖瓣前叶E峰与室间隔之间的距离（EPSS）变大（>10 mm）。

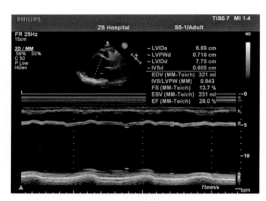

图4-1-3
扩张型心肌病M型超声图像。左心室内径扩大、室壁变薄、室壁运动幅度弥漫性减低

3. 彩色多普勒超声心动图（图4-1-4、视频4-1-2）

（1）各个瓣口血流显示暗淡。

（2）二尖瓣反流及三尖瓣反流。

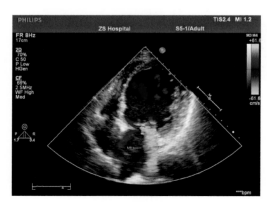

图4-1-4
彩色多普勒显示心腔扩大，收缩活动减弱，二尖瓣中度反流。MR：二尖瓣反流

4. 频谱多普勒超声心动图

（1）各个瓣口血流速度降低。

（2）二尖瓣及三尖瓣收缩期血流反向频谱。

（3）疾病早期二尖瓣血流频谱E峰降低，A峰增高；之后E峰升高，A峰降低。

四、注意事项

（1）扩张型心肌病心腔扩大、室壁收缩活动普遍减弱，需要用双平面Simpson法测量评估LVEF。

（2）需要与冠状动脉粥样硬化性心脏病鉴别，尤其是多支冠状动脉病变导致左心室扩大及左心室多壁段收缩活动减弱。必要时可结合心电图、冠状动脉CT及冠状动脉造影结果加以鉴别。

（3）各种原因所致瓣膜病变，如重度主动脉瓣反流导致左心室扩大、左心室壁收缩活动减弱，须与之鉴别。

（4）先天性心脏病（VSD、PDA）等导致左心室扩大、左心室壁收缩活动减弱，其右心室壁常增厚。

（5）晚期高血压导致左心室扩大，室壁顺应性降低，常合并有升主动脉增宽。

（6）肺源性心脏病导致右心室负荷增大、右心扩大及右心功能不全，其肺动脉压力明显升高。

视频4-1-2
DCM患者因乳头肌功能不
全致中度二尖瓣反流

第二节 · 肥厚型心肌病

一、概述

肥厚型心肌病（hypertrophic cardiomyopathy，HCM）是由于基因突变所导致的遗传性心脏疾病。它的主要特点是左心室壁肥厚，并且排除因高血压、主动脉瓣狭窄及运动员等原因导致的左心室壁增厚。超声心动图诊断HCM的主要标准是左心室壁和（或）室间隔厚度>15 mm。

二、血流动力学主要特点

肥厚型心肌病的血流动力学主要特点见图4-2-1。

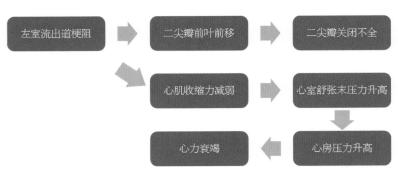

图4-2-1 肥厚型心肌病的血流动力学特点

三、超声诊断要点

1. 二维超声心动图（图4-2-2、图4-2-3、视频4-2-1、视频4-2-2）

（1）左心室壁非对称性肥厚，左心室壁节段心肌增厚>1.5 cm；室间隔异常增厚，室间隔与左心室后壁厚度比值>1.3～1.5。

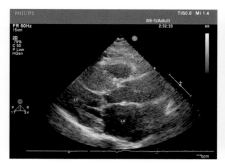

图4-2-2　胸骨旁长轴切面示室间隔明显增厚，左心室后壁厚度正常。LV：左心室；LA：左心房；AO：主动脉

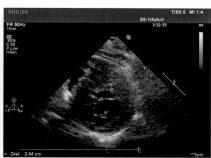

图4-2-3　胸骨旁左心室短轴切面示左心室非对称性肥厚，达25 mm

（2）肥厚心肌回声增强且欠均匀。

（3）左心室内径减小。

（4）二尖瓣前叶收缩期前移，加重左心室流出道的梗阻。

（5）室间隔收缩活动减弱。

（6）左心室心尖部可有附壁血栓形成。

2. M型超声心动图

（1）二尖瓣前叶在收缩期的前向运动（SAM）。

（2）收缩中期主动脉瓣关闭，主动脉瓣曲线呈M形。

3. 彩色多普勒超声心动图（图4-2-4）

（1）梗阻性HCM左心室流出道内可见收缩期高速血流信号。

（2）可有收缩期二尖瓣反流信号。

视频4-2-1
胸骨旁长轴切面示室间隔明显增厚，左心室后壁厚度正常

视频4-2-2
胸骨旁左心室短轴切面示左心室非对称性肥厚

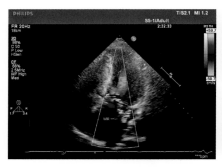

图4-2-4　肥厚型心肌病合并二尖瓣反流。MR：二尖瓣反流

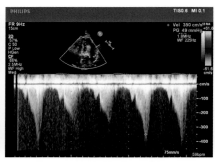

图4-2-5　连续多普勒显示左心室流出道频谱呈倒匕首状

4. 频谱多普勒超声心动图（图4-2-5）

（1）梗阻性HCM左心室流出道内径<21 mm，可测及收缩期高速血流频谱，呈倒匕首状；左心室流出道压差>30 mmHg，提示存在梗阻。

（2）可测及二尖瓣收缩期血流反向频谱。

四、诊断要点

（1）室间隔异常增厚，室间隔与左心室后壁厚度比值>1.3～1.5。

（2）左心室壁节段心肌增厚>1.5 cm。

（3）室间隔收缩活动减弱。

（4）左心室流出道压差>30 mmHg时出现二尖瓣前叶收缩期前移。

（5）收缩中期时主动脉瓣提前关闭。

（6）左心室腔变小，收缩期更为明显。

（7）常合并二尖瓣反流。

五、注意事项

（1）心尖肥厚型心肌病较易漏诊，需要仔细测量左心室心尖水平短轴切面，并结合心尖切面观察有无心尖肥厚。

（2）主动脉瓣狭窄、主动脉瓣瓣上及瓣下狭窄：由于左心室压力负荷导致左心室壁继发性增厚,但常为对称性肥厚,一般无SAM及左心室流出道梗阻征象。需要仔细观察原发病变。

(3)长期高血压患者左心室壁增厚,常为向心性、对称性肥厚。通常左心房增大,常合并有升主动脉增宽。一般无SAM及左心室流出道梗阻征象。

(4)先天性心脏病(VSD、PDA、PS、TOF等)会引起右心室壁增厚,需观察原发病变。

第三节 · 限制型心肌病

一、概述

限制型心肌病(restrictive cardiomyopathy,RCM)以心内膜或心内膜下心肌纤维化导致左心室容积缩小和左心室充盈受限为主要表现。RCM的舒张功能损害较收缩功能损害出现更早和更严重。约有50%的RCM继发于各种临床疾病,心肌淀粉样变、嗜酸性粒细胞增多症、结节病、血色素沉着症、硬皮病、阿霉素(多柔比星)心脏毒性、肺结核和炎症均可导致RCM的发生。

二、血流动力学主要特点

限制型心肌病的血流动力学主要特点见图4-3-1。

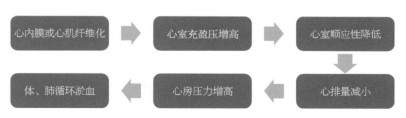

图4-3-1 限制型心肌病的血流动力学特点

三、超声诊断要点

1. **二维超声心动图**（图4-3-2、视频4-3-1）

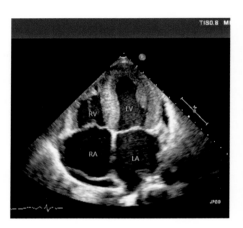

（1）心内膜回声增强、钙化；室壁增厚，心肌内斑点状、颗粒样强回声。

（2）心室腔缩小，心尖部心室闭合。

（3）室壁运动幅度减弱。

（4）双房增大，下腔静脉增宽。

（5）心尖部可有附壁血栓形成。

（6）可有心包积液。

图4-3-2 心尖四腔心切面示室壁增厚，回声增强，心肌内斑点状颗粒样强回声，心室腔缩小，双房增大，少量心包积液。LV：左心室；LA：左心房；RV：右心室；RA：右心房

2. **彩色多普勒超声心动图** 可测及二尖瓣反流信号及三尖瓣反流信号（视频4-3-2）。

3. **频谱多普勒超声心动图**（图4-3-3）

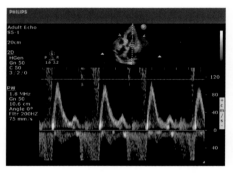

（1）二尖瓣及三尖瓣收缩期血流反向频谱，各个瓣口血流速度降低。

图4-3-3 二尖瓣血流图呈限制型充盈，E/A值>2

视频4-3-1
室壁增厚、心肌内斑点状颗粒样强回声，心室腔缩小，双房增大，少量心包积液

视频4-3-2
心尖四腔心切面显示双房增大，室壁增厚、心肌内斑点状回声，重度二尖瓣反流和中度三尖瓣反流

（2）二尖瓣血流图呈限制型充盈，E/A值>2，左心室等容舒张时间（IVRT）<50 ms，二尖瓣DT<150 ms。

四、注意事项

限制型心肌病和缩窄性心包炎的鉴别见图4-3-4。

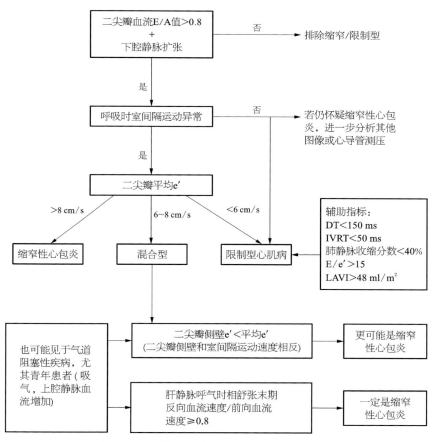

图4-3-4　限制型心肌病和缩窄性心包炎的鉴别步骤

第四节 · **致心律失常型右心室心肌病**

一、概述

致心律失常型右心室心肌病(arrhythmogenic right ventricular cardiomyopathy，ARVC)既往又称为致心律失常型右心室发育不良（ARVD）。ARVC的发病可能与基因和炎症反应相关。ARVC的主要特征是纤维组织和脂肪组织进行性替代心肌组织，从而导致室性心律失常和猝死。ARVC的病变主要位于右心室心尖段、右心室基底段和右心室流出道，也可累及左心室。

二、血流动力学主要特点

致心律失常型右心室心肌病的血流动力学主要特点见图4-4-1。

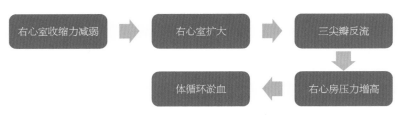

图4-4-1 致心律失常型右心室心肌病的血流动力学特点

三、超声诊断要点

1. 二维超声心动图（图4-4-2、视频4-4-1）

（1）右心室扩大、右心室壁变薄；右心室壁节段收缩活动减弱、无运动或室壁瘤形成；舒张末期胸骨旁长轴切面RVOT ≥ 32 mm（根据体表面积标化PLAX/BSA ≥ 19 mm/m^2）；舒张末期胸骨旁短轴切面RVOT ≥ 36 mm（根据体表面积标化PSAX/BSA ≥ 21 mm/m^2）；右心室面积变化率FAC ≤ 33%。

（2）右心房增大。

（3）下腔静脉增宽。

2.M型超声心动图

（1）右心腔扩大、右心室壁变薄、右心室壁运动幅度减低。

（2）胸骨旁长轴切面可见右心室流出道增宽。

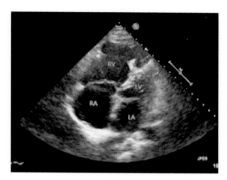

图4-4-2　四腔心切面示右心室和右心房扩大、右心室壁变薄。RV：右心室；RA：右心房；LV：左心室；LA：左心房

3.彩色多普勒超声心动图

（1）右心室内血流显示暗淡。

（2）可伴有中度以上三尖瓣反流。

4.频谱多普勒超声心动图·可见三尖瓣收缩期血流反向频谱。

四、注意事项

ARVC需与累及右心室的扩张型心肌病、病毒性心肌炎、缺血性心肌病、来源于右心室流出道的心律失常、Brugada综合征、结节病、肺源性心脏病、三尖瓣病变等鉴别。

视频4-4-1
右心室和右心房扩大、右心室
壁变薄、室壁运动明显减弱

第五章

冠状动脉粥样硬化性心脏病

一、概述

冠状动脉粥样硬化性心脏病是冠状动脉血管发生动脉粥样硬化病变引起血管腔狭窄或阻塞，造成心肌缺血、坏死而导致的心脏病，简称为"冠心病"。冠心病病因还包括炎症、栓塞等导致管腔狭窄或闭塞。世界卫生组织将冠心病分为5大类：无症状心肌缺血（隐匿性冠心病）、心绞痛、心肌梗死、缺血性心力衰竭（缺血性心脏病）和猝死。临床中冠心病常分为稳定性冠心病和急性冠状动脉综合征。急性冠状动脉综合征（ACS）是以冠状动脉粥样硬化斑块破裂或侵袭，继发完全或不完全闭塞性血栓形成为病理基础的一组临床综合征，包括急性ST段抬高心肌梗死、急性非ST段抬高心肌梗死和不稳定型心绞痛（UA）。

二、血流动力学主要特点

冠心病的血流动力学主要特点见图5-0-1。

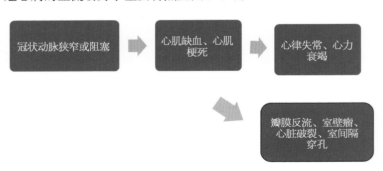

图5-0-1　冠心病的血流动力学特点

三、超声心动图诊断要点

1. 室壁节段划分及其定量评估·超声心动图评估冠心病主要观察缺

血引起的运动功能改变,尤其是收缩期室壁增厚率和心内膜运动情况等。超声观察到的局部室壁运动障碍与冠状动脉分支血供有着密切对应关系。左前降支发出间隔支供应前间隔,对角支供应前壁,回旋支供应前侧壁,后降支供应下间隔、下壁、下侧壁区域。右冠近段病变可导致右心室游离壁缺血梗死。存在侧支循环或冠状动脉搭桥时会影响心肌血供平衡,室壁运动无法准确反映相对应的冠状动脉病变。

对节段室壁运动功能进行分析建议使用左心室16节段划分模式及半定量评估法。从室间隔与右心室游离壁的结合部开始连续逆钟向划分,左心室壁基底段和中间段水平分为6个节段(前间隔、下间隔、下壁、下侧壁、前侧壁和前壁),心尖段分为4个节段(室间隔、下壁、侧壁和前壁)。在多个切面评估每一个心肌节段,使用4级记分法半定量评估左心室节段收缩功能。具体如下:① 正常或运动增强;② 运动减弱(室壁增厚减少);③ 运动消失(室壁增厚消失);④ 反向运动(收缩期心肌变薄或伸长)。经胸超声心动图要评估心肌的每一个节段,对每个表现异常的节段都要在两个切面进行确认。

2. 冠心病的超声表现

(1)稳定型心绞痛患者的节段室壁运动功能可以正常或减弱。

(2)急性心肌梗死时,室壁厚度可以是正常的,但静息状态下出现室壁运动异常,表现为收缩期室壁增厚率和心内膜运动会减弱或消失(图5-0-2、图5-0-3、视频5-0-1~视频5-0-4)。

(3)陈旧性心肌梗死除了室壁运动和室壁增厚的消失外,其特点是受损节段由于瘢痕和纤维化而出现室壁变薄和回声增强。大面积心

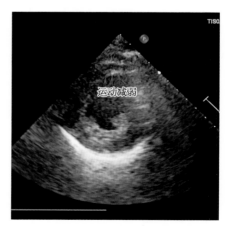

图5-0-2 二维超声示左心室前壁运动减弱图中箭头所指示节段室壁收缩活动减弱,室壁增厚率降低

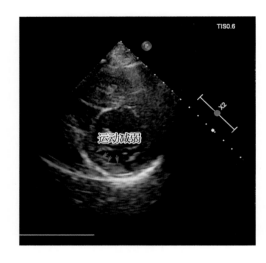

图 5-0-3
二维超声示左心室下壁运动减弱。图中
箭头所指示节段室壁收缩活动减弱，室壁
增厚率降低

肌梗死后，梗死区域出现室壁扩张、变薄、心肌全层坏死，坏死的心肌逐渐被
纤维瘢痕组织所替代，病变区薄层的心室壁向外膨出，心脏收缩时丧失活动
能力或呈现反常运动，形成室壁瘤（图 5-0-4、视频 5-0-5）。

（4）二维及彩色多普勒显像可以显示心肌梗死的常见并发症，包括二
尖瓣反流（视频 5-0-6）、附壁血栓（图 5-0-5 ～ 图 5-0-7、视频 5-0-7 ～ 视频
5-0-10）、室间隔穿孔（图 5-0-8、图 5-0-9、视频 5-0-11、视频 5-0-12）、假性
室壁瘤（图 5-0-10、视频 5-0-13、视频 5-0-14）等。

视频 5-0-1
胸骨旁长轴切面示前间隔收
缩活动减弱

视频 5-0-2
胸骨旁短轴切面示前间隔收
缩活动减弱

视频 5-0-3
胸骨旁短轴切面示前壁收缩
活动减弱

视频 5-0-4
胸骨旁短轴切面示下壁收缩
活动减弱

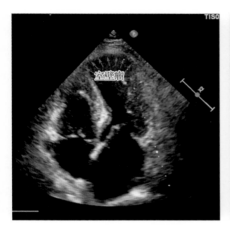

图5-0-4　左心室心尖部室壁瘤

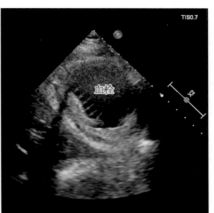

图5-0-5　二维超声示左心室下壁血栓

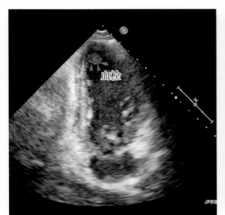

图5-0-6　二维超声示心尖部血栓

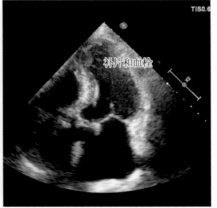

图5-0-7　四腔心切面示左心室室壁瘤补片修补术后血栓。箭头所示为补片及补片下血栓

视频5-0-5
心尖四腔心切面示左心室心尖室壁瘤

视频5-0-6
彩色多普勒显像示心肌梗死后功能性二尖瓣反流

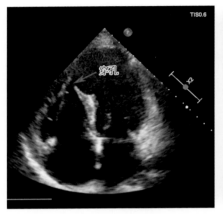 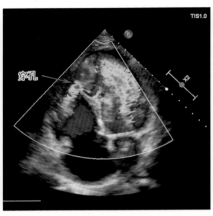

图 5-0-8　二维超声示室间隔穿孔。图中箭头所示室间隔回声中断伴缺失

图 5-0-9　彩色多普勒示室间隔回声缺失处左向右分流（箭头）

视频 5-0-7
心尖两腔心切面示心尖附壁血栓

视频 5-0-8
二维超声示左心室心尖部新鲜活动血栓

视频 5-0-9
二维超声示左心室下壁附壁血栓

视频 5-0-10
二维超声示室壁瘤修补术后补片及血栓

视频 5-0-11
二维超声示心尖部室壁瘤伴室间隔穿孔

视频 5-0-12
彩色血流多普勒显示室间隔穿孔，左向右分流

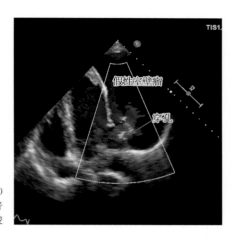

图 5-0-10
二维超声见巨大假性室壁瘤。箭头为彩色多普勒示室壁破裂处血流穿梭

四、注意事项

一些临床常见的引起左心室运动异常的情况需要注意鉴别,右心室容量负荷过重时室间隔会呈现矛盾运动;心脏手术后室间隔运动减低,甚至为矛盾运动;完全性左束支传导阻滞,室间隔收缩延迟或为矛盾运动。这些室间隔虽然运动异常但收缩期增厚率多为正常。另外,扩张型心肌病时左心室扩大,多表现为弥漫性室壁运动减弱,冠状动脉造影可予以鉴别。急性心肌炎时可见节段性室壁运动异常,心肌酶谱升高,但其运动异常的室壁节段与冠状动脉灌注的对应节段无相关性。

视频 5-0-13
二维超声示左室壁破裂,假性室壁瘤形成

视频 5-0-14
彩色多普勒显示血流经过室壁破口穿梭于左心室腔和假性室壁瘤

第六章
先天性心脏病

第一节 · **房间隔缺损**

一、概述

房间隔缺损（atrial septal defect，ASD）简称房缺，是房间隔任何部位出现缺损造成左右心房之间的直接交通和血液分流，是常见的先天性心脏病，其发病率占先天性心脏病的10%～15%。本病可单独存在，也常合并其他心血管畸形。

房缺分型（图6-1-1）如下。

1. 继发孔型（Ⅱ孔型）·位于心房间隔的中部卵圆窝处，约占所有房间隔缺损的80%。

2. 原发孔型（Ⅰ孔型）·位于心房间隔的下部，常伴有二尖瓣前瓣叶的裂缺。

3. 静脉窦型·位于上腔静脉或下腔静脉入口处，常合并肺静脉异位引流。

4. 冠状静脉窦型·又称无顶冠状静脉窦综合征，其缺损发生在冠状静脉窦与左心房之间。

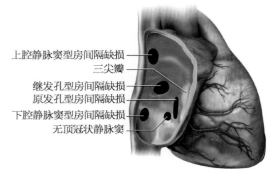

上腔静脉窦型房间隔缺损
三尖瓣
继发孔型房间隔缺损
原发孔型房间隔缺损
下腔静脉窦型房间隔缺损
无顶冠状静脉窦

图6-1-1
房间隔缺损分型示意图

二、血流动力学主要特点

房间隔缺损的血流动力学主要特点见图6-1-2。

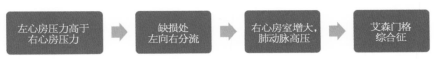

| 左心房压力高于右心房压力 | → | 缺损处左向右分流 | → | 右心房室增大，肺动脉高压 | → | 艾森门格综合征 |

图6-1-2 房间隔缺损的血流动力学特点

三、超声诊断要点

1. 二维超声

（1）房间隔局部回声中断（图6-1-3、图6-1-4）；右心房、右心室可增大；肺动脉常增宽。

（2）原发孔型房间隔缺损常合并二尖瓣前叶裂缺（图6-1-5）。

（3）静脉窦型房间隔缺损位于上腔静脉或下腔静脉入口处（图6-1-6）。

（4）冠状静脉窦型房间隔缺损位于冠状静脉窦与左心房之间（图6-1-7）。

图6-1-3 继发孔型房间隔缺损。胸骨旁大血管短轴切面，二维超声显示房间隔中段回声失落（右图，箭头所示），彩色血流显像示该处左向右分流（左图，箭头所示红色血流）。RA：右心房；RV：右心室；PA：肺动脉；ASD：房间隔缺损；LA：左心房

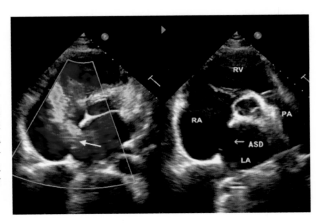

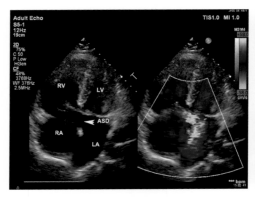

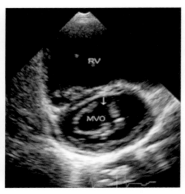

图6-1-4 原发孔型房间隔缺损。心尖四腔心切面显示
房间隔下段回声缺失（左图，箭头所示），彩色血流显像
示该处左向右分流（右图）。LA：左心房；LV：左心室；
RA：右心房；RV：右心室；ASD：房间隔缺损

图6-1-5 原发孔型房间隔缺损合并二尖
瓣前叶裂缺。二尖瓣水平短轴切面，二维
超声显示二尖瓣前叶中段回声缺失（箭头
所示）。RV：右心室；MVO：二尖瓣口

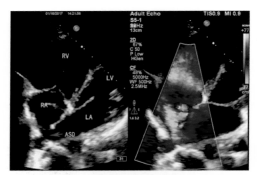

图6-1-6
静脉窦型房间隔缺损。胸骨旁四腔心切
面，二维超声显示房间隔上段回声缺失
（左图，红色箭头所示），彩色血流显像示
该处左向右分流（右图）。LA：左心房；
LV：左心室；RA：右心房；RV：右心室；
ASD：房间隔缺损

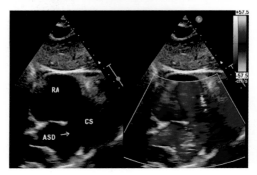

图6-1-7
冠状静脉窦型房间隔缺损。剑突下双心
房切面，二维超声显示冠状静脉窦壁缺损
（左图，箭头所示），彩色血流显像示该处左
向右分流（右图，分流方向为左心房→冠
状静脉窦→右心房）。RA：右心房；CS：
冠状静脉窦；ASD：房间隔缺损

2. 彩色多普勒显像

（1）房间隔缺损处可见左向右分流（视频6-1-1）。

（2）艾森门格综合征时缺损处为右向左分流。

（3）二尖瓣裂缺者可见明显的二尖瓣反流（视频6-1-2）。

3. 右心声学造影 · 经胸超声高度怀疑房间隔缺损，但房间隔或分流显示不满意时，可使用右心声学造影。超声造影剂经周围静脉进入右心房后，若右心房内有充盈缺损区，即"负性造影区"，或者让患者做瓦氏动作或用力咳嗽后，见到少量气泡漂入左心房，均提示存在心房水平左向右或右向左分流（图6-1-8、视频6-1-3）。

4. 经食管超声心动图 · 经胸超声高度怀疑房间隔缺损，但房间隔或分流显示不满意时，经食管超声可进一步明确诊断，并确定房间隔缺损的类型及分流情况。

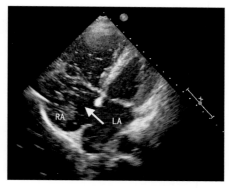

图6-1-8　超声造影显示右心房内造影剂有充盈缺损（箭头所示）

视频6-1-1
二维超声显示继发孔型房间隔缺损及房水平左向右分流

视频6-1-2
彩色血流显像显示原发孔型房间隔缺损、房水平左向右分流和二尖瓣裂缺所致的中度二尖瓣反流

视频6-1-3
右心声学造影显示右心房气泡有充盈缺损，少量气泡通过房间隔缺损进入左心房

四、注意事项

心尖四腔心切面因声束方向与房间隔几乎平行,可能出现假阳性或高估房间隔缺损大小,应采用胸骨旁四腔心切面或剑突下四腔心切面,尽量使房间隔与声束方向垂直。

第二节 · 室间隔缺损

一、概述

室间隔缺损(ventricular septal defect,VSD),简称室缺,是常见的先天性心脏畸形,胚胎发育时由于室间隔未能完整发育所致。单纯室间隔缺损占整个先天性心脏病的25%～30%,多单独存在,亦可与其他畸形合并存在。室间隔缺损自然闭合的发生率较高,为40%～60%,所以在成人中室间隔缺损的发病率要远远小于婴幼儿。

室间隔缺损的病理解剖分型种类较多。这里介绍一种便于临床理解的解剖分型方式(图6-2-1)。

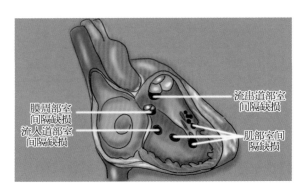

图6-2-1
室间隔缺损分型

1. **膜周部室间隔缺损** · 毗邻三尖瓣隔瓣与主动脉瓣下方, 最为常见, 约占全部室间隔缺损的80%。

2. **流入道部室间隔缺损** · 缺损位于右心室流入道, 大部分位于三尖瓣隔瓣后方。

3. **流出道部室间隔缺损** · 缺损位于右心室流出道, 位于肺动脉瓣下者称为干下型室间隔缺损, 位于室上嵴内者称为嵴内型室间隔缺损。此型缺损位置较高, 常常合并主动脉瓣脱垂。

4. **肌部室间隔缺损** · 较少见, 可发生于肌部室间隔的任何部位, 其中心尖部最多见。

二、血流动力学主要特点

室间隔缺损的血流动力学主要特点见图6-2-2。

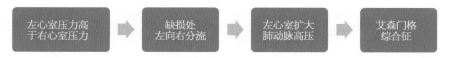

图6-2-2 室间隔缺损的血流动力学特点

三、超声诊断要点

1. 二维超声

（1）室间隔局部回声中断。

（2）分流量较大时左心室容量负荷显著增加, 左心室增大。

（3）艾森门格综合征时, 右心房室增大, 右心室壁增厚。

（4）膜周部室间隔缺损常见三尖瓣隔瓣与周围组织粘连形成膜部瘤, 顶部有回声缺失（图6-2-3、视频6-2-1）；流入道部室间隔缺损位于右心室流入道, 大部分位于三尖瓣隔瓣后方（图6-2-4）。流出道部室间隔缺损位于右心室流出道, 位于肺动脉瓣下者称为干下型室间隔缺损, 常合并主动脉

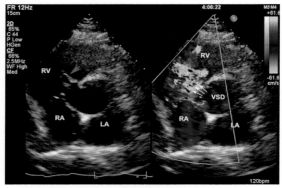

图6-2-3
膜周部室间隔缺损。二维超声可见室间隔膜部瘤,顶端可见小段回声缺失(左图箭头),彩色多普勒显示该处收缩期左向右分流(右图)。RA:右心房;RV:右心室;LA:左心房;VSD:室间隔缺损

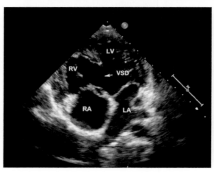

图6-2-4 流入道部室间隔缺损。二维超声显示缺损位于右心室流入道,大部分位于三尖瓣隔瓣后方。RA:右心房;RV:右心室;LA:左心房;LV:左心室;VSD:室间隔缺损

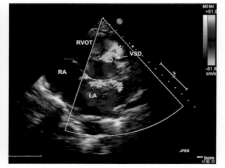

图6-2-5 流出道部室间隔缺损。大血管短轴切面显示室间隔缺损位于右心室流出道,彩色多普勒显示该处收缩期左向右分流。LA:左心房;RA:右心房;RVOT:右心室流出道;VSD:室间隔缺损

瓣脱垂(图6-2-5、图6-2-6、视频6-2-2)。肌部室间隔缺损常发生于肌部室间隔心尖部(图6-2-7)。

视频6-2-1
二维超声显示室间隔膜部呈瘤样突入右心室,顶端可见小段回声缺失

视频6-2-2
二维超声显示右冠瓣脱垂,填塞于室间隔缺损处

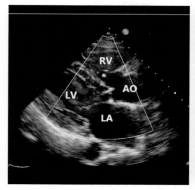

图6-2-6　胸骨旁长轴切面。可见右冠瓣脱垂，填塞于室间隔缺损处*，并见少量主动脉瓣反流。LA：左心房；LV：左心室；AO：主动脉；RV：右心室

图6-2-7　变异心尖四腔观。可见心尖部室间隔回声中断，产生大量室水平左向右分流（箭头）。LV：左心室；RV：右心室；LA：左心房；RA：右心房

2. 彩色多普勒显像

（1）室间隔缺损处可见左向右分流（图6-2-3、图6-2-5、图6-2-8、视频6-2-3、视频6-2-4）。

（2）艾森门格综合征时缺损处为右向左分流。

图6-2-8
胸骨旁大动脉短轴切面。可见脱垂的主动脉右冠瓣经室间隔缺损脱入右心室流出道*，遮盖了部分缺损，减少了室间隔缺损的分流量，彩色多普勒示彩色分流从脱垂的瓣膜边缘进入右心室（箭头）。LA：左心房；AO：主动脉；RV：右心室；PA：肺动脉；VSD：室间隔缺损

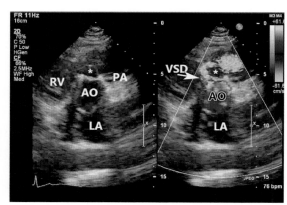

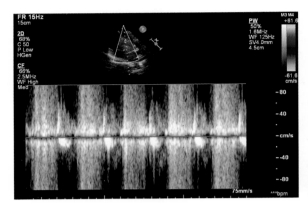

图6-2-9
脉冲多普勒频谱示室间隔缺损
处收缩期高速分流频谱

（3）主动脉瓣脱垂者可见偏心的主动脉瓣反流（图6-2-6、视频6-2-5）。

3. 频谱多普勒显像

（1）脉冲多普勒频谱示室间隔缺损处收缩期高速分流频谱（图6-2-9）。

（2）连续多普勒可测量左右心室间压差。

4. 经食管超声心动图 · 室间隔位于经食管超声的远场，显像效果不如经胸超声。

视频6-2-3
彩色多普勒示室间隔膜部缺
失处左向右分流

视频6-2-4
心尖部室间隔回声中断，产
生大量室水平左向右分流

视频6-2-5
彩色多普勒示右冠瓣脱垂，
少量主动脉瓣反流

四、注意事项

室间隔膜部瘤与主动脉窦瘤、室间隔膜部缺损与主动脉窦瘤破裂在超声图像上非常容易混淆,要注意鉴别。在长轴图像上同时显示主动脉瓣及膜部瘤或窦瘤,位于主动脉瓣上者为窦瘤,位于主动脉瓣下者为膜部瘤。室间隔膜部缺损与主动脉窦瘤破裂时,则可借助彩色多普勒与脉冲多普勒进一步加以鉴别,室间隔缺损分流为收缩期,而主动脉窦瘤破裂分流通常为双期连续性分流。

第三节 · 动脉导管未闭

一、概述

动脉导管未闭(patent ductus arteriosus, PDA)是临床常见的先天性心脏病,占先天性心脏病的10%～20%。动脉导管是胎儿期肺动脉与主动脉之间的生理性通道。如出生1～2年动脉导管未闭合,则为病理状态,称为动脉导管未闭。动脉导管未闭即可单独存在,也常出现在复杂先天性心脏病中,约有10%合并其他心内畸形。

动脉导管未闭的形态学分型(图6-3-1)如下。

1. 管型 · 此型最常见,约占80%,导管的直径均匀一致,呈一管状通道。

2. 漏斗型 · 主动脉端导管内径大于肺动脉端,似呈漏斗状。

3. 窗型 · 导管短粗,似为主动脉、肺动脉之间的窗样结构。

4. 哑铃型 · 导管中部细,两端粗大,此型较少见。

5. 动脉瘤型 · 导管扩张呈动脉瘤样,此型罕见。

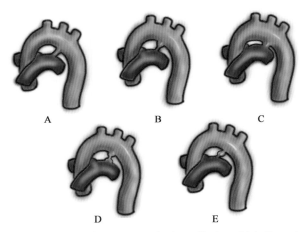

图 6-3-1　动脉导管未闭分型示意图。A. 管型；B. 漏斗型；C. 窗型；D. 哑铃型；E. 动脉瘤型

二、血流动力学主要特点

动脉导管未闭的血流动力学主要特点见图 6-3-2。

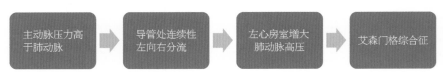

图 6-3-2　动脉导管未闭的血流动力学特点

三、超声诊断要点

1. 二维超声

（1）肺动脉常增宽（图 6-3-3）。

（2）降主动脉与主肺动脉分叉处左肺动脉起始端可见异常通道相沟通（图 6-3-4、图 6-3-5）。

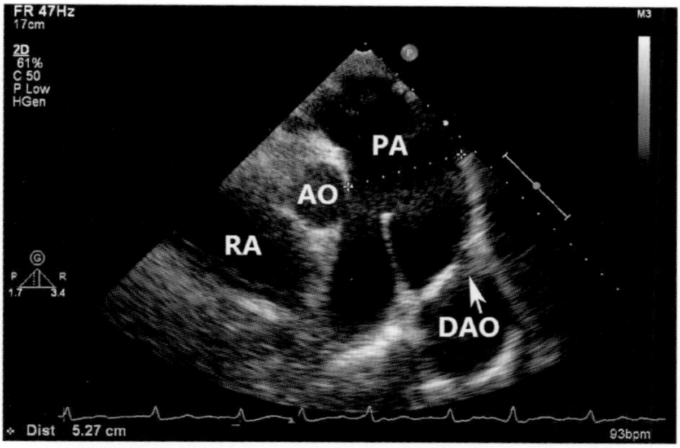

图6-3-3
胸骨旁大动脉短轴切面。
可见肺动脉显著增宽，内径
显著大于相邻的主动脉；
并见降主动脉与左肺动脉
间管道样回声沟通（箭头）。
动脉导管分流处脉冲多普
勒频谱呈双期连续性分流。
AO：主动脉；DAO：降主
动脉；PA：肺动脉；RA：右
心房

图6-3-4
变异胸骨旁大动脉短轴切
面。可见降主动脉与左肺
动脉间粗大导管沟通，彩色
多普勒示大量左向右分流。
PA：肺动脉；DAO：降主
动脉

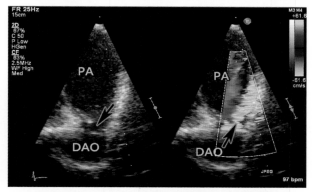

图6-3-5
胸骨上窝切面。可见降主
动脉与左肺动脉间粗大导
管沟通（蓝色虚线勾勒，
箭头所示），彩色多普勒示
大量左向右分流（箭头）。
RPA：右肺动脉；LPA：左
肺动脉

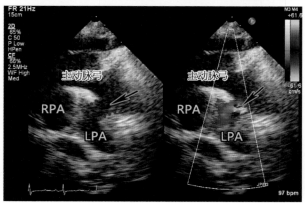

（3）左心房、左心室可增大。

2. **彩色多普勒显像（图6-3-4、图6-3-5、视频6-3-1、视频6-3-2）**·彩色多普勒血流显像可直接显示流经动脉导管的异常分流束，是诊断动脉导管未闭的重要依据。

（1）无肺动脉高压或轻度升高时，主动脉压力始终高于肺动脉压力，呈连续性左向右分流（图6-3-6）。

（2）肺动脉压升高，主动脉收缩压与肺动脉收缩压接近时，可仅见舒张期左向右分流。

（3）肺动脉收缩压超过主动脉时，产生右向左分流；而肺动脉舒张压低于主动脉压时，产生左向右分流，从而呈现双向分流的血流图像。

3. **右心声学造影**·超声造影剂经周围静脉进入肺动脉后，降主动脉内可见到少量气泡漂入，提示存在大血管水平左向右或右向左分流。

4. **经食管超声心动图**·探头深度距门齿25 cm左右，食管上段主动脉

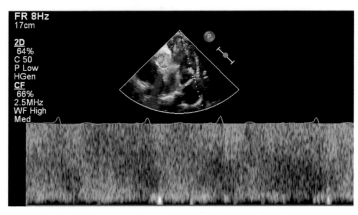

图6-3-6
动脉导管分流处脉冲多普勒频谱显示双期连续性分流

视频6-3-1
胸骨旁肺动脉长轴切面，彩色多普勒显示动脉导管未闭处左向右分流

视频6-3-2
胸骨上凹主动脉弓切面，彩色多普勒显示动脉导管未闭处左向右分流

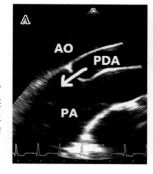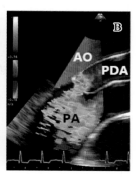

图6-3-7
经食管超声主动脉弓水平,探头深度距门齿25 cm左右,食管上段主动脉弓水平,可见降主动脉与左肺动脉间导管沟通。AO:主动脉;PA:肺动脉;PDA:动脉导管未闭

弓水平,可见降主动脉与左肺动脉间导管沟通(图6-3-7)。

5. 注意事项·动脉导管未闭患者应与肺动脉瓣狭窄患者加以鉴别。

第四节 · 右心室流出道狭窄

一、概述

广义的右心室流出道指室上嵴到主肺动脉分叉间的区域,包括了漏斗部、肺动脉瓣及主肺动脉,因此右心室流出道狭窄包括了肺动脉瓣下狭窄、肺动脉瓣狭窄及肺动脉瓣上狭窄。右心室流出道狭窄常常与其他心血管畸形合并存在,如法洛四联症可伴随上述三个部位的一个或多个部位狭窄。

1. 根据狭窄处压差的分类

▶ 轻度狭窄:右心室收缩压>30 mmHg,狭窄处压差<40 mmHg。

▶ 中度狭窄:狭窄处压差在40～100 mmHg。

▶ 重度狭窄:狭窄处压差>100 mmHg,2014年AHA/ACC对重度肺动脉瓣狭窄的描述为:增厚、畸形、钙化的瓣叶收缩期圆隆状和(或)运动幅度减小;最大跨瓣流速>4 m/s,峰值压差>64 mmHg;伴有右心室壁肥厚、右心房室增大和肺动脉狭窄后扩张。

2. 根据狭窄发生的解剖部位分类（图6-4-1）

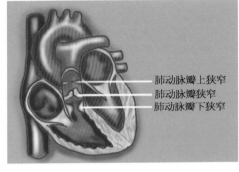

▶ 肺动脉瓣下狭窄：位于肺动脉瓣下至室上嵴，狭义的右心室流出道狭窄即指位于此段的漏斗部肌性狭窄。

▶ 肺动脉瓣狭窄：肺动脉瓣膜发育或结构异常（如单瓣化、二瓣化、瓣叶交界粘连等）。

▶ 肺动脉瓣上狭窄：即肺动脉主干狭窄。

图6-4-1　右心室流出道狭窄分型示意图

二、血流动力学主要特点

右心室流出道狭窄的血流动力学主要特点见图6-4-2。

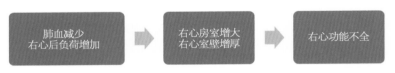

图6-4-2　右心室流出道狭窄的血流动力学特点

三、超声诊断要点

1. 二维超声

（1）肺动脉瓣狭窄可见肺动脉瓣增厚，开放受限；肺动脉瓣上／下狭窄可见肌性或膜性狭窄导致局部内径变小（图6-4-3～图6-4-5、视频6-4-1～视频6-4-3）。

（2）右心房室增大，右心室壁增厚。

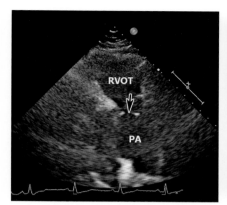

图 6-4-3　变异胸骨旁大动脉短轴切面。可见肺动脉瓣增厚，开放圆隆，瓣口内径较小（箭头）；而肺动脉主干内径增宽。RVOT：右心室流出道；PA：肺动脉

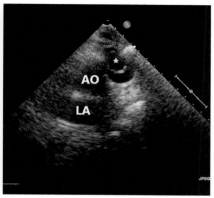

图 6-4-4　变异胸骨旁大动脉短轴切面。可见位于主动脉左前方的肺动脉短轴观，瓣叶轻度增厚，呈二叶式*。AO：主动脉；LA：左心房

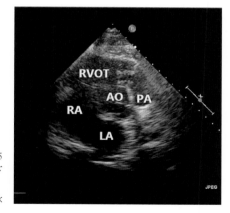

图 6-4-5
胸骨旁大动脉短轴切面。可见紧邻肺动脉瓣下的肌性管状狭窄。RVOT：右心室流出道；AO：主动脉；RA：右心房；LA：左心房；PA：肺动脉

视频 6-4-1
胸骨旁肺动脉长轴切面，二维超声显示肺动脉瓣开放受阻，呈圆顶状

视频 6-4-2
胸骨旁肺动脉瓣短轴切面，二维超声显示肺动脉瓣呈二叶式，瓣膜开放受限

（3）肺动脉可增宽。

（4）可合并房间隔缺损，或为法洛四联症等复杂先天性心脏病的组成畸形。

2. 彩色多普勒显像（图6-4-6、视频6-4-4）

（1）狭窄处花色湍流。

（2）狭窄远心端肺动脉内可见血流折返。

3. 右心声学造影·存在右心室流出道狭窄时，彩色多普勒常常难以发现房间隔缺损或狭窄近心端的室间隔缺损，肺动脉内的湍流与动脉导管未闭难以鉴别。此时，右心声学造影可以帮助识别是否存在房水平、室水平或大血管水平的分流。

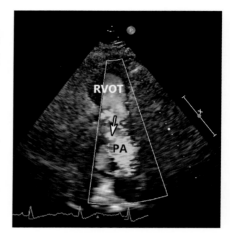

图6-4-6　变异胸骨旁大动脉短轴切面。可见肺动脉瓣增厚，开放圆隆，血流经狭小的瓣口通过（箭头）；肺动脉主干内径增宽，收缩期血流在左右肺动脉分叉处折返。RVOT：右心室流出道；PA：肺动脉

4. 经食管超声心动图·右心室流出道位于心脏的前方，在经食管超声心动图中位于图像的远场，显示不一定优于经胸超声心动图。

四、注意事项

存在右心室流出道狭窄时，右心压力增高，房间隔缺损、狭窄近心端的室间隔缺损以及动脉导管未闭的分流都很难观察，可以借助右心声学造影加以诊断或排除。

视频6-4-3
胸骨旁肺动脉长轴切面，二维超声显示肺动脉瓣下及瓣膜口狭窄

视频6-4-4
胸骨旁肺动脉长轴切面，彩色多普勒显示肺动脉瓣狭窄处花色湍流

第五节 · **法洛四联症**

一、概述

法洛四联症（tetralogy of fallot，TOF）占先天性发绀型心脏病的8%～10%，是其中最常见的类型。法洛四联症由室间隔缺损、肺动脉瓣狭窄、主动脉骑跨及右心室壁肥厚4个畸形组成（图6-5-1）。

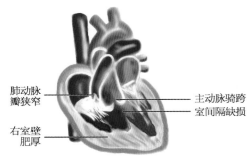

图6-5-1 法洛四联症示意图

二、血流动力学主要特点

法洛四联症的血流动力学主要特点见图6-5-2。

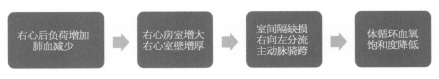

图6-5-2 法洛四联症的血流动力学特点

三、超声诊断要点

1.二维超声

▶ 肺动脉瓣狭窄：除了肺动脉瓣狭窄（包括肺动脉瓣发育不良）外，还可以合并漏斗部狭窄及主肺动脉发育不良。

▶ 室间隔局部回声中断：法洛四联症的缺损常常伴随室间隔前上部向

左侧偏移,从而导致右心室流出道狭窄(图6-5-3)。

▷ 右心室肥厚是右心室压力升高的结果,而不是主要的形态学特征,但其加重了右心室流出道梗阻。

▷ 主动脉骑跨:主动脉位于室间隔缺损上方,接收左右心室混合血,骑跨程度依据室间隔右侧主动脉内径占主动脉内径的百分比判断,当骑跨程度>70%时应警惕右心室双出口(图6-5-4、视频6-5-1)。

▷ 约25%的法洛四联症合并右位主动脉弓,5%的法洛四联症存在冠状动脉起源或分支异常。

2. 多普勒显像

(1)彩色多普勒显像可见室间隔缺损处分流,肺动脉口狭窄较轻时可为左向右分流,否则一般为双向分流(视频6-5-2)。

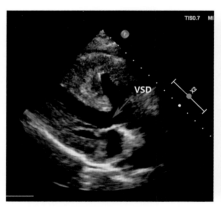

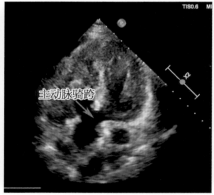

图6-5-3 二维图像。显示法洛四联症室间隔缺损,右心室壁肥厚。VSD:室间隔缺损

图6-5-4 四腔心切面。显示法洛四联症主动脉骑跨

视频6-5-1
胸骨旁左心室长轴切面显示主动脉骑跨在室间隔缺损之上

视频6-5-2
彩色多普勒显示室水平双向分流

（2）彩色多普勒显像可见肺动脉瓣狭窄处花色湍流，连续多普勒可测跨瓣压差（图6-5-5）。

（3）肺动脉瓣闭锁时，可见动脉导管血流逆向灌注。如无动脉导管，则可见满天星样侧支血流信号。

3. 经食管超声心动图·经胸超声高度怀疑房间隔缺损，但房间隔或分流显示不满意时，经食管超声可进一步明确诊断。

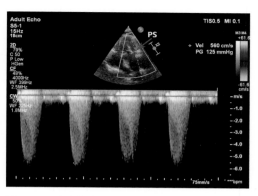

图6-5-5　连续多普勒显示肺动脉瓣狭窄，跨瓣压差为125 mmHg。PS：肺动脉瓣狭窄

四、注意事项

肺动脉瓣闭锁的法洛四联症应注意与永存动脉干鉴别，要点主要为：① 法洛四联症存在肺动脉瓣残留结构；② 法洛四联症存在肺动脉瓣下圆锥结构。

第六节 · 永存左上腔静脉

一、概述

永存左上腔静脉（persistent left superior vena cava，PLSVC）是体循环静脉畸形中最常见的类型，由于胚胎期左前主静脉退化不完全，形成的左上腔静脉残存，发生率在普通人群中占0.3%，在先天性心脏病患者中占4%～10%。患者通常同时有两侧上腔静脉，永存左上腔静脉接收来自

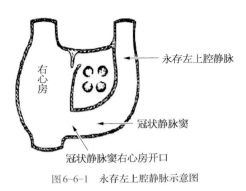

图6-6-1　永存左上腔静脉示意图

左侧头臂静脉的回流,通常在主动脉弓和左肺动脉前方下降,85%～90%经冠状静脉窦汇入右心房,由于体循环血液回流没有改变,不引起血流动力学异常(图6-6-1);另有10%永存左上腔静脉直接开口于左心房,出现右向左分流,体循环动脉血氧饱和度降低,可出现发绀等临床表现。

二、血流动力学主要特点

永存左上腔静脉的血流动力学主要特点见图6-6-2。

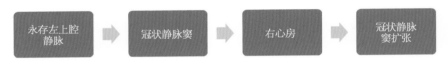

图6-6-2　永存左上腔静脉的血流动力学特点

三、超声诊断要点

1. 二维超声

(1)胸骨旁左心室长轴切面、心尖四腔心切面,在左心房室交界处紧邻二尖瓣后叶根部可见扩张的冠状静脉窦(>10 mm)(图6-6-3)。

(2)胸骨上窝切面,于主动脉弓的前外侧可显示向下走行的左上腔静脉(图6-6-4)。

2. 彩色多普勒显像·胸骨上窝切面,左上腔静脉内低速负向血流信号(视频6-6-1)。

3. 右心声学造影·超声造影剂经左上肢周围静脉注入,可见冠状静

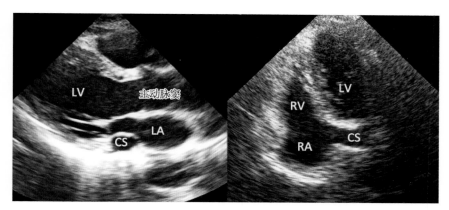

图6-6-3　胸骨旁左心室长轴切面（左图）和心尖四腔心切面（右图）。显示冠状静脉窦扩张。RA：右心房；RV：右心室；LA：左心房；LV：左心室；CS：冠状静脉窦

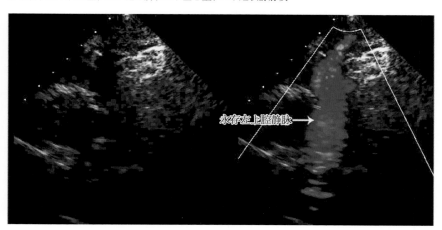

图6-6-4　永存左上腔静脉胸骨上窝切面。于主动脉弓的前外侧显示左上腔静脉（右图，箭头所示），彩色血流显像示低速负向血流（右图）

视频6-6-1
二维超声显示永存左上腔静脉及其内低速负向血流

窦首先显影,随后右心房显影。

四、注意事项

当携带20%循环血量的永存左上腔静脉直接开口于左心房时,导致静脉血异常分流至动脉系统,患者可以出现发绀,如果同时合并存在左向右分流的先天性心脏病可缓解这类发绀。

第七节 · **主动脉缩窄**

一、概述

主动脉缩窄(aortic coarctation,AC),占先天性心脏病患者的1%~14%,男性居多,占病例的2/3,95%发生于左锁骨下动脉远端、动脉导管开口处或主动脉峡部;主动脉缩窄的病变大多比较局限,缩窄部位的内径不等,严重者接近于闭锁。主动脉缩窄患者最常见的临床特点是差异性血压,即上肢血压高,合并下肢弱脉或者无脉,患者多数有左心室壁肥厚,降主动脉可见狭窄后扩张,甚至动脉瘤;存活时间长且缩窄严重的患者可出现丰富的侧支循环。

根据缩窄部位和动脉导管之间的位置关系可以分为两型(图6-7-1)。

1. **导管后型** · 占90%,缩窄发生于动脉导管后的主动脉峡部,病变比较局限,少数合并动脉导管未闭或二叶式主动脉瓣畸形等。

2. **导管前型** · 占10%,多见于婴儿期,缩窄位于动脉导管之前的降主动脉,缩窄范围广,程度严重,可合并主动脉弓、降主动脉发育不良。

二、血流动力学主要特点

主动脉缩窄的血流动力学主要特点见图6-7-2。

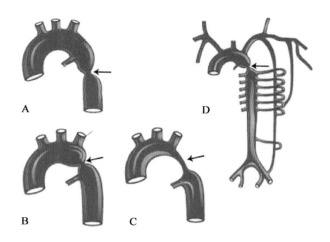

图6-7-1 主动脉缩窄示意图(黑色箭头示缩窄病变部位,蓝色箭头示动脉导管位置)。A.导管后型; B.导管前型; C.导管前型,受累范围广; D.侧支循环

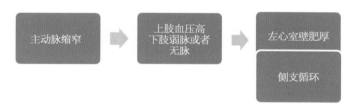

图6-7-2 主动脉缩窄的血流动力学特点

三、超声诊断要点

1. 二维超声

▶ 直接证象

·局限性缩窄·导管后型常见,多位于主动脉峡部,缩窄前主动脉内径正常,缩窄后可见管腔扩张;有时缩窄部位主动脉管腔内可见隔膜(图6-7-3)。

·合并主动脉弓降部发育不良·缩窄部位多位于左锁骨下动脉开口后,血管自无名动脉后主动脉弓及降主动脉内径均明显细于升主动脉。

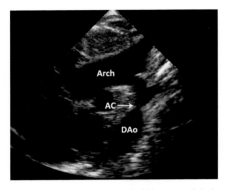

图6-7-3 胸骨上窝主动脉弓长轴切面。二维超声显示主动脉峡部局部缩窄，缩窄后降主动脉扩张。Arch: 主动脉弓；DAo: 降主动脉；AC: 主动脉缩窄

▶ 间接证象：左心室壁肥厚；相当一部分主动脉缩窄患者合并二叶式主动脉瓣畸形，所以当二叶式主动脉瓣畸形患者合并上肢血压高时，需要警惕主动脉缩窄的存在。

2. **彩色多普勒显像**·胸骨上窝切面，缩窄部位可见五彩镶嵌的湍流（视频6-7-1）。

3. **连续多普勒显像**·取样线通过狭窄区，获得负向高速血流频谱，测量峰值流速与压差（图6-7-4）。

四、注意事项

若患者胸骨上窝不能暴露缩窄部位，可以通过仔细观察腹主动脉血流，提高检出率；需要与主动脉离断鉴别，主动脉离断患者几乎都合并动脉导管未闭和室间隔缺损。极其严重的主动脉缩窄，缩窄部位近乎闭锁可视为主动脉离断。

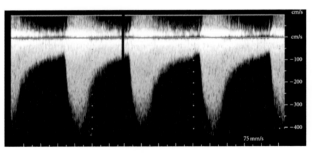

图6-7-4 主动脉缩窄部位血流频谱图。连续多普勒在通过主动脉峡部的取样线上测及负向高速血流频谱，峰值流速与压差分别为3.92 m/s和62 mmHg

视频6-7-1
彩色多普勒显示缩窄部位五彩镶嵌的湍流

第八节 · 主动脉窦瘤

一、概述

主动脉窦瘤（sinus of valsalva aneurysm, VSA），也可称为冠状动脉窦瘤或瓦氏窦瘤，是指主动脉窦有先天性发育缺陷，缺乏正常的弹力组织和肌肉，在主动脉内压力的持续作用下，窦壁逐渐变薄，窦部向外呈瘤样扩张突出所致的病变。主动脉窦瘤逐渐扩大，可出现破裂，称为主动脉窦瘤破裂。主动脉窦瘤和主动脉窦瘤破裂占全部先天性心脏病的0.1%～3.5%。

主动脉根部有3个主动脉窦（图6-8-1），其中以右冠窦瘤最常见，其次为无冠窦瘤。主动脉窦瘤破裂者，破口多数在窦瘤瘤体的顶部，一般为一个，破入周围附近组织，以右心室流出道、右心房等多见。主动脉窦瘤合并的心血管畸形中，最常见的是室间隔缺损、主动脉瓣脱垂和关闭不全。大约70%的主动脉窦瘤患者合并室间隔缺损。大多数室间隔缺损的位置在干下，通常位于肺动脉瓣下。

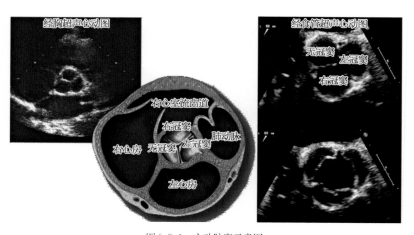

图6-8-1 主动脉窦示意图

二、血流动力学主要特点

主动脉窦瘤的血流动力学主要特点见图6-8-2。

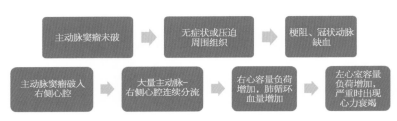

图6-8-2 主动脉窦瘤的血流动力学特点

三、超声诊断要点

1. 二维超声

▶ 左心室长轴切面：可观察到右冠窦向右心室瘤样膨出，壁薄，呈风袋样（视频6-8-1、视频6-8-2）。如有破裂，可见顶部破口（图6-8-3、图6-8-4）。

▶ 大动脉短轴切面：是观察主动脉窦瘤部位、破口以及周围比邻结构最

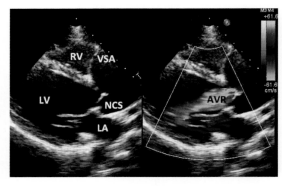

图6-8-3 右冠窦瘤合并主动脉瓣反流

视频6-8-1
二维超声显示右冠窦瘤合并主动脉瓣反流

视频6-8-2
二维超声显示巨大右冠窦瘤，瘤体内舒张期血流

佳的切面。可观察到右冠窦瘤破入右心室流出道、右心房；无冠窦瘤破入右心房；左冠窦瘤破入左心房。当右冠窦瘤破入右心室流出道时，经常合并室间隔缺损，这个切面可以显示室间隔缺损的位置（图6-8-5、图6-8-6）。

▶ 心尖五腔心切面：可用于观察右冠窦瘤破入右心室或右心房，无冠窦瘤破入右心房的情况。

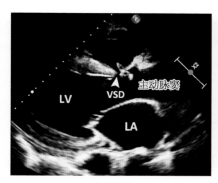
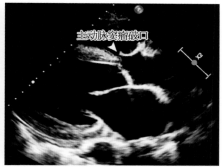

图6-8-4 右冠窦瘤破入右心室合并室间隔缺损。胸骨旁长轴切面，二维超声显示主动脉瓣下室间隔缺损（左图，箭头所示），主动脉瓣上主动脉窦瘤破入右心室（右图，箭头所示）。LA：左心房；LV：左心室；VSD：室间隔缺损

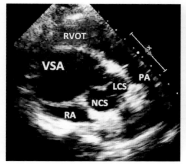
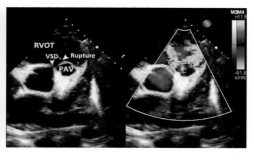

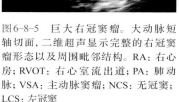

图6-8-5 巨大右冠窦瘤。大动脉短轴切面，二维超声显示完整的右冠窦瘤形态以及周围毗邻结构。RA：右心房；RVOT：右心室流出道；PA：肺动脉；VSA：主动脉窦瘤；NCS：无冠窦；LCS：左冠窦

图6-8-6 右冠窦瘤破入右心室流出道合并干下型室间隔缺损。大动脉短轴切面，二维超声显示室间隔缺损位于肺动脉瓣下（左图，箭头所示），主动脉窦瘤破入右心室流出道（左图，箭头所示），彩色多普勒于收缩期测及室间隔缺损处和窦瘤破口处两处分流。RVOT：右心室流出道；PAV：肺动脉瓣；VSD：干下型室间隔缺损

▶ 心尖四腔心切面：主要观察腔室大小和室壁运动情况。

2. 彩色多普勒显像（图6-8-7、图6-8-8、视频6-8-3～视频6-8-6）

（1）主动脉窦瘤未破裂时，瘤体内可见舒张期血流。

（2）主动脉窦瘤破裂时，观察到破口与破入心腔内的分流。除破入左心室表现为舒张期为主的分流外，破入其他心腔内的分流均是双期连续性分流。

（3）如合并室间隔缺损，收缩期可观察到室水平五彩镶嵌的左向右分流；如合并主动脉瓣关闭不全，可在舒张期评估主动脉瓣反流程度。

3. 频谱多普勒·将取样点置于窦瘤破口处，可探及分流的速度和时相；如右冠窦瘤破入右心室表现为双期连续性高速血流频谱。将取样线置于室间隔缺损处，可探及收缩期高速血流频率（图6-8-9）。

4. 经食管超声心动图·多采用主动脉根部短轴切面观察，能清晰地显示窦瘤的部位、形态、破口的大小，窦瘤堵塞室间隔缺损的情况等。心脏外科手术中，经食管超声心动图可用于评估手术效果。

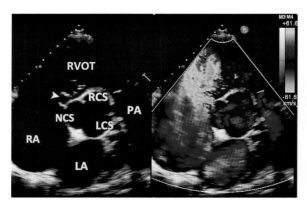

图6-8-7
无冠窦瘤破裂。大动脉短轴切面，二维超声显示无冠窦瘤破裂（左图，箭头所示），彩色血流显像示该处左向右分流（右图）。LA：左心房；RA：右心房；RVOT：右心室流出道；PA：肺动脉；NCS：无冠窦；LCS：左冠窦；RCS：右冠窦

视频6-8-3
二维超声显示右冠窦瘤破入右心室合并室间隔缺损

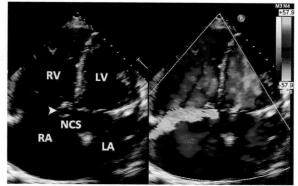

图 6-8-8
无冠窦瘤破入右心房。心尖
五腔心切面,二维超声显示无
冠窦瘤凸向右心房,顶端有破
口(左图,箭头所示),彩色血
流显像示破口处无冠窦内血
流紧贴三尖瓣隔瓣分流至右
心房(右图)。LA:左心房;
LV:左心室;RA:右心房;
RV:右心室;NCS:无冠窦

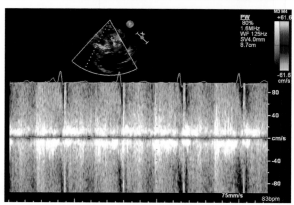

图 6-8-9
频谱多普勒示主动脉窦瘤破口
处双期连续性高速血流频谱

视频 6-8-4
二维超声显示右冠窦瘤破入
右心室流出道合并干下型室
间隔缺损

视频 6-8-5
二维超声显示无冠窦瘤破裂
以及主动脉-右侧心腔间左
向右分流

视频 6-8-6
二维超声显示无冠窦瘤破入
右心房,破口处双期连续性
左向右分流

四、注意事项

巨大主动脉窦瘤要与主动脉夹层鉴别,如巨大主动窦瘤内由于超声伪影出现类似夹层内膜片的影像学特征,但患者临床症状又不符合主动脉夹层表现,经食管超声心动图可帮助诊断。室间隔缺损合并主动脉瓣脱垂时,脱垂的主动脉瓣有时可以通过室间隔缺损进入右心室,出现与窦瘤相似的形态改变,鉴别点在于主动脉瓣脱垂产生的瘤样结构位于主动脉瓣环下方,主动脉窦瘤则在主动脉瓣环上方。

第九节 · 三尖瓣下移畸形

一、概述

三尖瓣下移畸形(downward displacement of the malformed tricuspid valve)的发病率占先天性心脏病的0.03%~1%,是指部分或整个三尖瓣瓣叶没有附着于三尖瓣瓣环的正常位置,而是呈螺旋形向下移位,异常附着于右心室壁的一种先天性心脏病。下移的瓣叶常见于三尖瓣后叶和隔叶,少数患者累及前叶,通常伴有三尖瓣瓣叶和右心室形态结构改变,首先由Ebstein详细描述,故又称Ebstein畸形。

三尖瓣下移时,右心室被三尖瓣分为房化右心室和功能右心室(图6-9-1)。

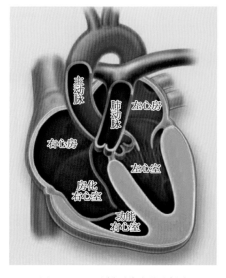

图6-9-1　三尖瓣下移畸形示意图

房化右心室（atrialized right ventricle，ARV）：三尖瓣瓣环和下移的三尖瓣瓣叶附着处之间的部分。

功能右心室（functional right ventricle，FRV）：下移的三尖瓣附着处至肺动脉瓣环之间的右心室部分，属于解剖结构基本正常的右心室部分。

二、血流动力学主要特点

三尖瓣下移畸形的血流动力学主要特点见图6-9-2。

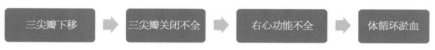

图6-9-2　三尖瓣下移畸形的血流动力学特点

三、超声诊断要点

1. 二维超声

▶ 右心室流入道切面：观察到三尖瓣后叶附着点远离三尖瓣瓣环位置，出现房化右心室结构；通常三尖瓣前叶仍附着于正常瓣环位置（图6-9-3、视频6-9-1）。

▶ 心尖四腔心切面：三尖瓣隔瓣下移超过瓣环>10 mm，下移指数≥8 mm/m²，但三尖瓣前叶宽大畸形，形似船帆样改变。通过四腔心切面能清晰显示房化右心室和功能右心室的大小，用于评估疾病的解剖和功能改变严重程度。

2. 彩色多普勒显像 · 于右心室流入道切面或心尖四腔心切面观察

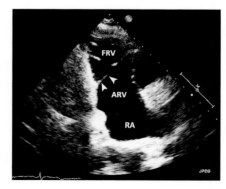

图6-9-3　三尖瓣后叶下移。右心室流入道切面，二维超声显示三尖瓣后叶下移（箭头），右心室被分为房化右心室和功能右心室。RA：右心房；ARV：房化右心室；FRV：功能右心室

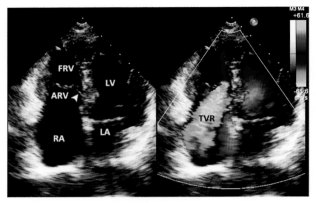

图6-9-4
三尖瓣隔叶下移伴中度三尖瓣反流。心尖四腔心切面，二维超声显示三尖瓣隔叶下移（左图，箭头所示），彩色血流显像示中度三尖瓣反流（右图）。RA：右心房；ARV：房化右心室；FRV：功能右心室；LA：左心房；LV：左心室；TVR：三尖瓣反流

三尖瓣反流程度（图6-9-4、视频6-9-2）。如合并房间隔缺损在彩色多普勒下可观察到房水平的分流。

3. 右心声学造影·由于三尖瓣下移畸形患者多数伴有房间隔缺损或者卵圆孔未闭，当房间隔或分流显示不满意时，可使用右心声学造影。超声造影剂经周围静脉进入右心房后，若右心房内有充盈缺损区，即"负性造影区"，或者让患者做瓦氏动作或用力咳嗽后，见到少量气泡漂入左心房，均提示存在房水平左向右或右向左分流（图6-9-5、视频6-9-3）。

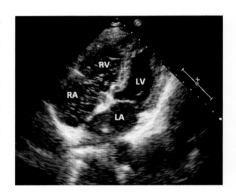

图6-9-5 超声造影显示右心腔内造影气泡。心尖四腔心切面，右心声学造影示右心房室内大量造影气泡，患者做瓦氏动作或用力咳嗽后，左心房室内未见造影气泡显现，说明这例三尖瓣下移畸形患者无房水平分流。RA：右心房；RV：右心室；LA：左心房；LV：左心室

视频6-9-1
二维超声显示三尖瓣后叶下移

视频6-9-2
二维超声显示三尖瓣隔叶下移伴中度三尖瓣反流

四、注意事项

伴有功能低下的三尖瓣下移畸形类型包括：① 功能右心室小（房化右心室/功能右心室>0.5）；② 三尖瓣隔叶明显移位；③ 三尖瓣隔叶缺如；④ 三尖瓣前叶移位；⑤ 三尖瓣前叶束缚；⑥ 右心室流出道瘤样扩张。三尖瓣中重度反流常与功能低下并发。

第十节 · 冠状动脉瘘

一、概述

冠状动脉瘘（coronary artery fistulae, CAF）简称冠脉瘘，是指冠状动脉主干和（或）其分支与心腔或大血管间存在异常交通，由 Krause 于1865年首次报道，占先天性心脏病的0.27%～0.4%。绝大多数冠状动脉瘘是由于胎儿心血管系统发育过程中，心肌窦状间隙未退化而持续存在所致的先天性畸形，极少数由于心脏外伤、心内直视手术、心肌活检、心脏移植、感染性心内膜炎、冠状动脉介入治疗等后天因素所致。

冠状动脉瘘一般与附近的心腔或大血管相通，形成异常交通分流。瘘口在右心系统占90%，在左心系统占10%。瘘口部位多发的顺序为：右心室（37%）、肺动脉（32%）、右心房（16%）、冠状静脉窦（5%）、左心室（5%）、左心房（2.6%）、上腔静脉（0.8%）、支气管静脉（0.8%）、左侧上腔静脉入冠

视频6-9-3
右心声学造影

状静脉窦（0.4%）、右肺动脉（0.4%）。

二、血流动力学主要特点

冠状动脉瘘的血流动力学主要特点见图6-10-1。

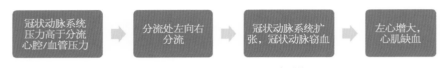

| 冠状动脉系统压力高于分流心腔/血管压力 | ➡ | 分流处左向右分流 | ➡ | 冠状动脉系统扩张，冠状动脉窃血 | ➡ | 左心增大，心肌缺血 |

图6-10-1　冠状动脉瘘的血流动力学特点

三、超声诊断要点

1.二维超声

（1）冠状动脉主干或分支扩张，内径常>5 mm，分流量大者呈冠状动脉瘤样扩张，有的冠状动脉瘤内可见血栓形成，可见冠状动脉走行迂曲。

（2）心腔或肺动脉内可见瘘口，瘘口通常为1个，大小为2～5 mm。瘘口于右心室时多在房室沟附近、右心室圆锥部及心尖；瘘口在右心房时多在前壁、房室沟附近或上腔静脉入口处；肺动脉多在近端前壁或侧壁；瘘口在左心房时多位于前壁；冠状静脉窦瘘口多在其右心房内开口前约1 cm处（图6-10-2、图6-10-3、视频6-10-1、视频6-10-2）。

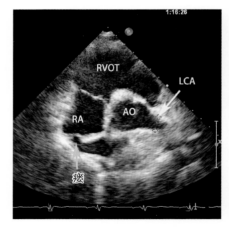

图6-10-2　左冠状动脉右心房瘘。胸骨旁大血管短轴切面，二维超声显示左冠状动脉起始段增宽（图右侧，白色箭头所示），右心房顶靠近房间隔处可见瘘口（图左下，黄色箭头所示）。RA：右心房；RVOT：右心室流出道；AO：主动脉；LCA：左冠状动脉

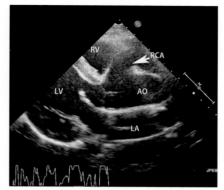

图6-10-3
右冠状动脉左心室瘘。胸骨旁长轴切面，二维超
声显示右冠状动脉起始段显著增宽（右上，白色
箭头所示）。LA：左心房；RV：右心室；LV：左
心室；RCA：右冠状动脉；AO：主动脉

（3）可有左心增大及节段性室壁运动异常，类似于缺血性心肌病表现。

2. 彩色多普勒显像

（1）瘘入右心系统时可见明亮的双期左向右分流（图6-10-4～图6-10-6）。

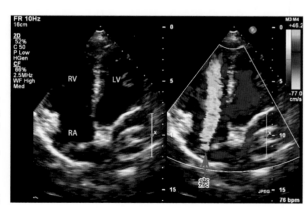

图6-10-4
左冠状动脉右心房瘘。心尖
四腔心切面，二维超声显示
右心房顶靠近房间隔处瘘口
（右图，红色箭头），彩色多普
勒示该处大量左向右分流。
RA：右心房；RV：右心室；
LV：左心室

视频6-10-1
二维超声显示左冠状动脉右
心房瘘及左向右分流

视频6-10-2
二维超声显示右冠状动脉左
心室瘘及左向左分流

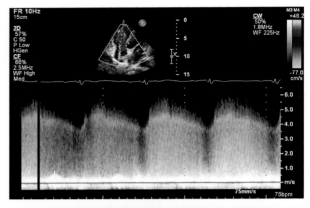

图6-10-5
左冠状动脉右心房瘘。连续
多普勒频谱,显示左冠状动脉
右心房瘘为双期连续性分流

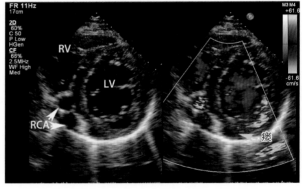

图6-10-6
右冠状动脉左心室瘘。胸骨
旁左心室二尖瓣短轴切面,
二维超声显示右冠状动脉增
粗迂曲(左图,白色箭头所
示),彩色多普勒示分流入左
心室,瘘口位于左心室下壁
基底段(右图,黄色箭头所
示)。RV:右心室;LV:左
心室;RCA:右冠状动脉

（2）瘘入左心系统时可见明亮的舒张期为主的分流。

（3）有助于观察迂曲走行的冠状动脉。

3. 经食管超声心动图 · 可更为清楚地观察左右冠状动脉的起源位置及近段走行,对瘘口也有较好显示,在经胸超声透声条件较差时,可选择经食管超声进一步观察。

四、注意事项

本病须与冠状动脉异位起源于肺动脉(anomalous origin of the coronary

artery from the pulmonary artery, ACAPA）鉴别。ACAPA可见左冠状动脉或右冠状动脉起源自肺动脉主干，异位起源的冠状动脉常稍增宽5～8 mm，常可见对侧（指未异位起源）的冠状动脉扩张迂曲、发出丰富侧支供应异位起源的冠状动脉分布的心肌，彩色多普勒可见大量分流自异位起源的冠状动脉入肺动脉，即"冠状动脉窃血"现象（图6-10-7、图6-10-8、视频6-10-3～视频6-10-5）。

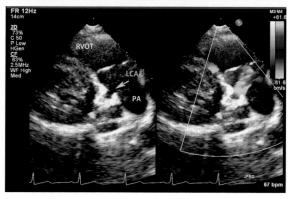

图6-10-7
左冠状动脉异位起源于肺动脉。胸骨旁长轴切面，二维超声显示右冠状动脉起始段稍增宽（左图，白色箭头所示），彩色多普勒示右冠状动脉内血流丰富，室间隔内丰富侧支循环（右图，黄色箭头所示）。LA：左心房；AO：主动脉；RV：右心室；LV：左心室；RCA：右冠状动脉

图6-10-8
左冠状动脉异位起源于肺动脉。胸骨旁肺动脉长轴切面，二维超声显示左冠状动脉起源于肺动脉主干近段内侧（左图，黄色箭头所示），彩色多普勒示左冠状动脉内丰富左向右分流入肺动脉（右图）。RVOT：右心室流出道；PA：肺动脉；LCA：左冠状动脉

视频6-10-3
胸骨旁长轴切面显示右冠状动脉异位起始段增宽，室间隔内有丰富血流

视频6-10-4
二维超声显示左冠状动脉异位起源于肺动脉及彩色多普勒示左向右分流

第十一节 · 双腔右心室

一、概述

双腔右心室（double-chambered right ventricle，DCRV）是指右心室被异常肌束分隔成存在沟通的近端和远端两个心腔的心脏畸形，又称为右心室三室心。本症于 1909 年由 Keith 首先报道，可以单独存在，大多数合并室间隔缺损或其他心脏畸形，发生率占先天性心脏病的 1%～2.6%，男性与女性之比为 1.4：1。

本症中右心室被异常肌束分隔成 2 个腔，近端腔包含右心室的流入道，由于远端梗阻，压力升高，也称为高压腔；远端腔包含右心室流出道，通常压力正常，也称为低压腔。两个心腔之间有一个或多个大小不一的孔道交通。DCRV 合并室间隔缺损的占 64%～96%，通常为膜周部缺损，位于室上嵴以下高压腔内，为三尖瓣隔叶覆盖；肌部、对位不良型室间隔缺损少见。

根据异常肌束的大小、多少和排列差异，可将 DCRV 分为隔膜型及肌束型。隔膜型在右心室流入道和流出道之间存在肌性隔膜，隔膜中央有狭窄孔为血流通道，边缘为增厚的纤维组织。肌束型的异常肌束从室上嵴发出后向右心室前壁走行，与右侧的心室漏斗皱襞之间留有裂隙，血液从裂隙中通过时梗阻；肌束也可有多束，纵横交错，血液从肌束之间通过时形成梗阻。另也可根据异常肌束在右心室腔内的不同位置及形成狭窄口的高低，分为低位型及高位型；或根据是否合并其他心血管系统畸形，分为单纯型

视频 6-10-5
二维超声显示左冠状动脉异位起源于肺动脉及彩色多普勒示室间隔内丰富侧支循环

和复合型双腔右心室等。

二、血流动力学主要特点

双腔右心室的血流动力学主要特点见图6-11-1。

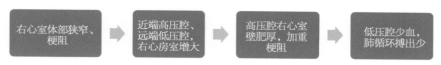

图6-11-1 双腔右心室的血流动力学特点

三、超声诊断要点

1. 二维超声

（1）右心室于室上嵴处见嵴束及壁束粗大、肥厚，致该处右心室腔内径小；或是室上嵴处的肌性隔膜，隔膜中央有狭窄孔道，将右心室分为高压腔及低压腔（图6-11-2、视频6-11-1）。

（2）右心房室可增大，近段高压腔室壁明显肥厚。

（3）常见合并膜周部室间隔缺损，位于高压腔内，为三尖瓣隔叶覆盖。

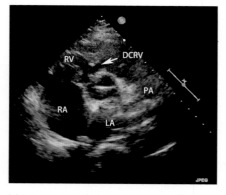

图6-11-2 双腔右心室。胸骨旁大血管短轴切面，二维超声显示室上嵴处粗大肌束伴狭窄（白色箭头所示）。RA：右心房；RV：右心室；PA：肺动脉；LA：左心房；DCRV：双腔右心室

视频6-11-1
二维超声显示双腔右心室，
室上嵴处粗大肌束伴狭窄

（4）此时肺动脉瓣是否狭窄应注意观察二维形态。

2. 彩色多普勒显像

（1）狭窄处可见收缩期高速湍流（图6-11-3、图6-11-4、视频6-11-2）。

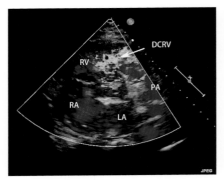

图6-11-3　双腔右心室。胸骨旁大血管短轴切面，彩色多普勒显示室上嵴狭窄处高速湍流（白色箭头所示）。RA：右心房；RV：右心室；PA：肺动脉；LA：左心房；DCRV：双腔右心室

（2）室间隔缺损处可见室水平左向右分流，狭窄严重时，分流常不明显，或在极端情况下出现右向左分流。

3. 右心声学造影·经胸超声高度怀疑室间隔缺损，但室间隔或分流显示不满意时，可使用右心声学造影。超声造影剂经周围静脉进入右心后，若见到少量气泡漂入左心室而左心房内无气泡，提示存在室水平分流，须注意此项检查对于本症阳性率并不高。

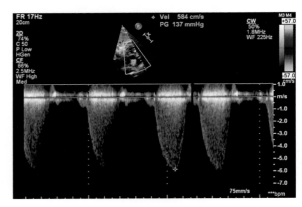

图6-11-4
双腔右心室。剑突下大血管短轴切面，连续多普勒估测双腔右心室狭窄处峰值压差137 mmHg

视频6-11-2
彩色多普勒显示双腔右心室，室上嵴狭窄处高速湍流

4. 经食管超声心动图· 经胸超声透声差，或房室间隔分流显示不满意时，经食管超声可进一步明确诊断。

四、注意事项

胸骨旁短轴切面因声束方向与狭窄口夹角过大，可能会低估狭窄程度，推荐采用剑突下大血管短轴切面，尽量使狭窄射流束方向与声束方向平行。

第十二节 · **右心室双出口**

一、概述

右心室双出口（double-outlet right ventricle, DORV）指2根大动脉的全部或1根大动脉的全部与另1根大动脉的大部分起自解剖右心室，合并室间隔缺损为左心室的唯一出口，半月瓣与房室瓣之间无纤维连接的复杂先天性心脏病。男女发病率无明显差别，临床发病率占先天性心脏病的1%～3%，可与常见的染色体病变并存，如18三体综合征。成人发绀型先天性心脏病中右心室双出口的检出率要高于儿童，绝大多数伴有明显的肺动脉瓣和（或）瓣下狭窄。

右心室双出口可按照室间隔缺损相对于2条大动脉的位置关系进行病理分型。

1. 主动脉瓣下型室间隔缺损· 缺损离主动脉瓣较近，远离肺动脉瓣。此型最为常见。

2. 肺动脉瓣下型室间隔缺损· 缺损离肺动脉瓣较近。缺损位于室上嵴之上时，该型右心室双出口在血流动力学上等同于Taussig-Bing畸形。

3. 室间隔缺损位于双动脉瓣下· 一般缺损很大，与两个半月瓣的距离均很近。

4. 室间隔缺损远离两条大动脉·此型最为罕见。缺损远离两个半月瓣,可位于室间隔的后部或肌部。

二、血流动力学主要特点

右心室双出口的血流动力学主要特点见图6-12-1。

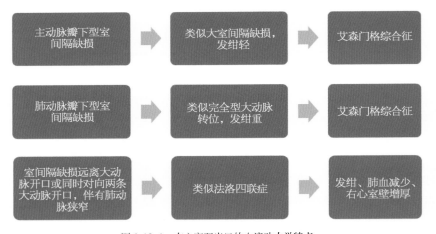

图6-12-1　右心室双出口的血流动力学特点

三、超声诊断要点

1. 二维超声

(1) 常合并各种复杂畸形,须根据先天性心脏病序列节段法从腹部开始观察到胸骨上凹,观察心房、心室及两大血管的相对位置关系。

(2) 右心房、右心室可增大,应注意室间隔缺损与大血管的关系。

(3) 肺动脉常较难显示,须从多个切面全方位扫查(图6-12-2～图6-12-5、视频6-12-1～视频6-12-3)。

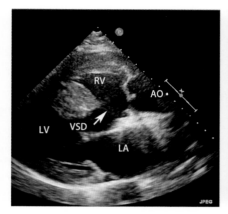

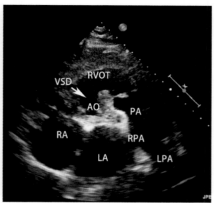

图6-12-2　右心室双出口(胸骨旁长轴切面)。右心室双出口,可见主动脉与二尖瓣前叶之间纤维连接消失代之以肌性结构,主动脉开口于右心室,室间隔缺损位于主动脉瓣下(图示白色箭头),可见右心室壁明显肥厚。LA:左心房;LV:左心室;RV:右心室;AO:主动脉;VSD:室间隔缺损

图6-12-3　右心室双出口(胸骨旁非标准大血管短轴切面)。右心室双出口,可见主动脉与肺动脉的包绕关系,肺动脉主干增宽,位于左前,主动脉位于右后,共同开口于右心室。LA:左心房;RVOT:右心室流出道;AO:主动脉;PA:肺动脉;LPA:左肺动脉;RPA:右肺动脉;VSD:室间隔缺损

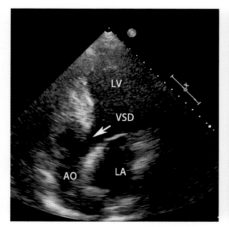

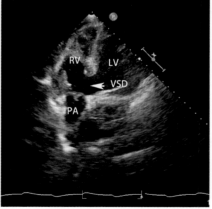

图6-12-4　右心室双出口(心尖五腔心切面)。可见主动脉开口于右心室,通过室间隔缺损与左心室相通。LA:左心房;LV:左心室;AO:主动脉;VSD:室间隔缺损

图6-12-5　右心室双出口(心尖五腔心切面)。可见肺动脉骑跨于室间隔上,为Taussig-Bing畸形。LV:左心室;RV:右心室;PA:肺动脉;VSD:室间隔缺损

2. 彩色多普勒显像

（1）室间隔缺损处常见左向右分流，发生艾森门格综合征或严重肺动脉口狭窄时可有少量右向左分流。

（2）肺动脉口狭窄时可见前向高速湍流。

3. 经食管超声心动图·经胸超声透声条件差，可行经食管超声进一步明确诊断，并确定室间隔缺损的位置、主动脉及肺动脉的相对位置关系。

四、注意事项

本病常合并各种复杂畸形，如动脉导管未闭、心室发育不良（尤其在合并房室瓣畸形的患者中）、冠状动脉变异、无顶冠状静脉窦综合征、体静脉回流异常、心耳并置、完全内脏反位、右位心、房间隔缺损、房室连接不一致、主动脉缩窄等，其中冠状动脉的起源和走行对手术影响较大。

视频6-12-1
右心室双出口的胸骨旁长轴切面示主动脉位于右心室，室间隔缺损位于主动脉瓣下，右心室壁肥厚

视频6-12-2
右心室双出口，图示大血管短轴切面

视频6-12-3
右心室双出口，图示心尖五腔心切面

第七章

主动脉疾病

第一节 · 主动脉瘤

一、概述

主动脉瘤（aortic aneurysm）是指由于各种病理性原因导致主动脉管壁薄弱受损，弹性纤维断裂后被纤维瘢痕组织取代，继而使该处管腔在血流冲击下出现局限性扩张。主动脉瘤初期可无典型的临床症状，当瘤体逐渐增大，压迫相邻组织时可引起受压部位疼痛以及其他相应压迫症状。如无治疗措施干预，最终可发展致瘤体破裂，临床表现为骤发加剧的撕裂样疼痛并可向周围放射，因出血量大，患者可迅速出现心脏压塞、失血性休克症状，最终死亡，十分凶险。

主动脉瘤的病因包括先天遗传因素（马方综合征、二叶式主动脉瓣畸形等）和继发因素（主动脉粥样硬化、结缔组织病、病原体感染、原发性高血压、外伤等）。

1. 根据瘤体部位分类

▶ 胸主动脉瘤：发生于主动脉自主动脉窦部起始段至膈肌以上部分，包括升主动脉、主动脉弓部、降主动脉的主动脉瘤。

▶ 腹主动脉瘤：发生于主动脉膈肌以下部分的主动脉瘤。

2. 根据病理形态分类

▶ 梭状主动脉瘤：主动脉呈纺锤形扩张，瘤体与正常主动脉壁边界划分不清（图7-1-1）。

▶ 囊状主动脉瘤：主动脉呈囊样扩张并不对称向外凸起，瘤体与正常主动脉壁边界清楚（图7-1-1）。

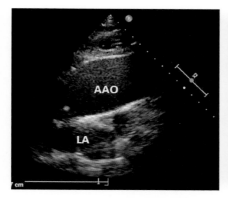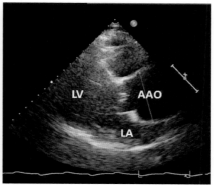

图7-1-1　胸骨旁长轴切面：梭状主动脉瘤（左）及囊状主动脉瘤（右）。AAO：升主动脉；LA：左心房；LV：左心室

二、血流动力学主要特点

主动脉瘤瘤腔内血流相对缓慢，形成涡流，尤见于囊性主动脉瘤，易伴有血栓形成。

主动脉瘤压迫相邻组织时可引起相应血流动力学改变，如压迫上腔静脉、髂静脉，可出现颜面部及相应肢体水肿、静脉怒张等。

瘤体破裂时血流涌向周围组织，进入心包造成心包积液、心脏压塞，进入气管造成咯血、窒息，进入胸腔造成胸腔积液。

三、超声诊断要点

1. 二维超声

（1）主动脉向外局限性扩张≥正常血管内径50%。

（2）主动脉管壁回声连续，瘤腔周围包裹的是规则的管壁组织。

（3）主动脉瘤腔内可见淤滞的烟雾状血液，可伴有血栓形成（图7-1-2、视频7-1-1）。

2. 彩色多普勒显像

（1）彩色多普勒可见收缩期正常主动脉中血流流向瘤腔，瘤腔较大时血流流速缓慢、色彩相对暗淡。

（2）主动脉瘤发生在主动脉窦部，破坏主动脉瓣结构并影响闭合功能时，彩色多普勒可见不同程度的主动脉瓣反流（图7-1-3、视频7-1-2）。

3. 经食管超声心动图

经胸超声心动图显示远端升主动脉、主动脉弓及降主动脉图像不满意时，经食管超声可进一步明确诊断，探查有无血肿、夹层的存在，并与假性动脉瘤进行鉴别。

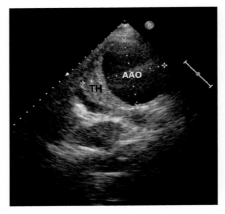

图7-1-2 锁骨上切面，可见升主动脉远端动脉瘤及大量附壁血栓形成。AAO：升主动脉；TH：血栓

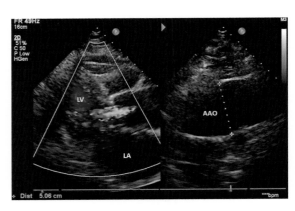

图7-1-3
胸骨旁长轴切面，二维超声示升主动脉瘤，彩色血流显示主动脉瓣反流（左图所示花色血流）。AAO：升主动脉；LA：左心房；LV：左心室

视频7-1-1
升主动脉瘤及血栓

视频7-1-2
主动脉瓣反流

四、注意事项

（1）应注意与假性动脉瘤及主动脉夹层的鉴别，假性动脉瘤（pseudoaneurysm）是由于动脉壁全层破裂导致主动脉腔与周围组织相沟通，涌出的血液被周围纤维组织包裹，逐渐机化而形成瘤样腔室，腔室内血液流速缓慢、淤滞，多有血栓形成。二维超声可见主动脉管壁回声不连续，瘤腔周围无规则的管壁出现，而是由周围纤维组织及机化物组成，彩色多普勒可见收缩期主动脉管壁回声中断并见血流涌向瘤腔。与主动脉夹层的鉴别详见本章第二节。

（2）检查时应注意伴发病症的评估，包括瓣膜反流程度、血栓形成情况、心包积液及填塞症状的评估。

（3）检查范围应尽量囊括主动脉全程，通过经食管超声心动图更有优势。

第二节 · **主动脉夹层**

一、概述

主动脉夹层（aortic dissection，AD）是指因主动脉内血流通过撕裂的内膜破口进入主动脉壁中层并形成相互交通的真腔及假腔。主动脉夹层最典型的症状是突发、剧烈的胸背部撕裂样疼痛，并可出现双上肢血压差异、脉压增大等体征。主动脉夹层是一种起病急骤、发展迅速的主动脉疾病，其发病率随着人类寿命的增长而逐年提高，其中超过50%的患者在疾病早期即死亡，因此早期诊断对主动脉夹层的治疗及其预后有着重要意义。

主动脉夹层分型如下。

1. Stanford 分型（图7-2-1）

▶ A型：第一破口（夹层起始部位）位于升主动脉、主动脉弓或近段降主动脉，夹层累及升主动脉。

▶ B型：第一破口位于降主动脉，夹层不累及升主动脉。

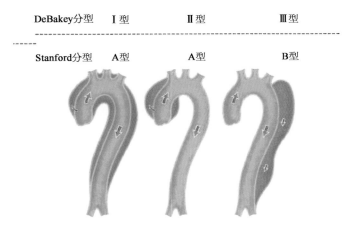

| DeBakey分型 | Ⅰ型 | Ⅱ型 | Ⅲ型 |

| Stanford分型 | A型 | A型 | B型 |

图7-2-1　主动脉夹层分型示意图［引自2014年欧洲心脏病学会（ESC）发布的主动脉疾病诊断和治疗指南］，Stanford A 型包括 Debakey Ⅰ型及Ⅱ型，Stanford B 型相当于 Debakey Ⅲ型

2. Debakey 分型

▶ Ⅰ型：第一破口位于升主动脉近端，延伸至头臂干以下，夹层范围广泛累及升主动脉、主动脉弓及降主动脉。

▶ Ⅱ型：第一破口位于升主动脉近端，夹层范围局限于升主动脉。

▶ Ⅲ型：第一破口位于降主动脉，夹层范围累及降主动脉和（或）腹主动脉。

二、血流动力学主要特点

主动脉夹层真腔中血流来源于原主动脉腔，流速相对快；假腔内血流来源于破口处,流速相对缓慢、淤滞,易形成血栓。

第一破口处,血流通常于收缩期由主动脉夹层真腔流向假腔,其他继发破口处,血流则多由假腔缓慢流向真腔。

夹层累及升主动脉近段时,可导致冠状动脉血供不足,造成冠状动脉对应部位的心肌缺血、梗死,夹层影响主动脉瓣结构功能时可造成瓣膜反流;夹层累及升主动脉远段及弓降部,影响主动脉其余各分支造成血供不足时,相应器官会出现缺血症状,如神经功能障碍(昏迷、肢体麻木、截瘫、偏瘫)、消化系统症状(恶心、呕吐、腹痛、腹泻)、泌尿系统症状(少尿、血尿)等。

三、超声诊断要点

1. 二维超声

(1)受累的主动脉内径增宽。

(2)主动脉腔内可见撕裂的内膜片漂动,图像质量佳者可见内膜破口处回声中断(图7-2-2)。

(3)假腔内可见淤滞的烟雾状血液或血栓形成。

(4)累及主动脉瓣及窦部时可见瓣膜关闭不全、瓣膜脱垂。

(5)累及冠状动脉时可见左心室对应室壁的收缩活动异常。

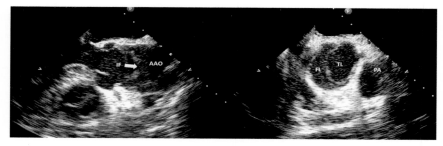

图7-2-2 胸骨旁长轴切面(左图)示升主动脉内可见撕裂的内膜片;大动脉短轴切面(右图)可见撕裂的内膜片将主动脉分为真腔和假腔。AAO:升主动脉;IF:内膜片;TL:主动脉夹层真腔;FL:主动脉夹层假腔;PA:肺动脉

（6）心包腔内可见积液，严重时出现心脏压塞征象。

2. 彩色多普勒显像

（1）真腔内可见色彩鲜艳、流速接近于人体其他正常动脉的血流；假腔内可见颜色相对暗淡、流速低于正常动脉的血流。

（2）收缩期可见血流通过内膜第一破口处由真腔流入假腔。

（3）累及主动脉瓣或窦部时可见瓣口反流（图7-2-3）。

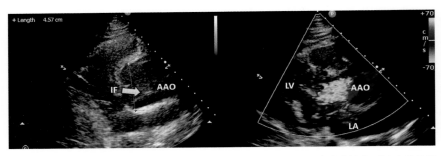

图7-2-3　胸骨旁长轴切面，二维超声示升主动脉内内膜片回声已累及主动脉瓣叶，彩色血流显示主动脉瓣反流。AAO：升主动脉；LA：左心房；LV：左心室；IF：内膜片

3. 经食管超声心动图·
高度怀疑主动脉夹层可能，但经胸超声图像质量不佳或图像伪像干扰较大时，可通过经食管超声进一步明确诊断，并指导分型、寻找夹层源头，为下一步手术治疗提供帮助。超声诊断要点如下。

（1）受夹层累及的主动脉腔室增宽。

（2）主动脉腔内可见撕裂的内膜片漂动，部分可见破口处内膜连续回声中断；彩色多普勒于收缩期测及血流通过内膜破口处由真腔流入假腔（图7-2-4、视频7-2-1、视频7-2-2）。

（3）进一步明确主动脉瓣受累情况，主动脉窦部有无撕脱及瓣口反流来源。

（4）观察左、右冠状动脉血供情况。

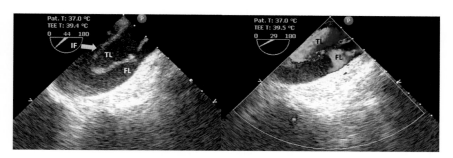

图7-2-4 经食管超声升主动脉近主动脉弓切面,二维超声示内膜片回声中断,彩色血流显示该处血流由真腔涌向假腔。TL:主动脉夹层真腔;FL:主动脉夹层假腔;IF:内膜片

四、注意事项

升主动脉中常出现平直的线状伪像,易与内膜片混淆,但伪像回声走向规律,几乎与主动脉腔边界平行,不随血流而漂动,应从多个角度及不同切面观察,并结合连续及彩色多普勒进行判断,必要时行经食管超声。

应注意与其他几种主动脉疾病鉴别,包括主动脉瘤、假性动脉瘤及主动脉壁间血肿等,主要鉴别点为可否在病变的主动脉腔内找到撕裂后漂动的内膜片,并结合其他疾病自身的超声特点加以判断。

视频7-2-1
经食管超声见夹层破口

视频7-2-2
经食管超声见夹层破口及
血流

第八章
感染性心内膜炎

一、概述

感染性心内膜炎（infective endocarditis，IE）是指发生在心内膜任何部位的局部感染，赘生物是其特征性病变，心脏瓣膜最常受累。感染也可以发生于任何植入的或人工的装置，如人工瓣膜、起搏器电极及心导管等。感染性心内膜炎分为急性和亚急性。前者大多数发生于正常心脏，后者更多发于原有心脏瓣膜病或心血管畸形的基础上。最常见的致病菌类型为葡萄球菌和链球菌。临床表现最常见的是发热，多伴寒战、食欲减退和消瘦等，其次为心脏杂音，其他表现包括血管和免疫学异常，脑、肺或脾栓塞等。超声心动图和血培养是诊断IE的基础。

经胸超声心动图（TTE）及经食管超声心动图（TEE）对IE诊断的敏感性分别为40%～63%和90%～100%，主要诊断依据为赘生物、脓肿及新出现的人工瓣膜瓣周漏。赘生物常附着于房室瓣的心房面和半月瓣的心室面。

二、血流动力学主要特点

感染性心内膜炎的血流动力学主要特点见图8-0-1。

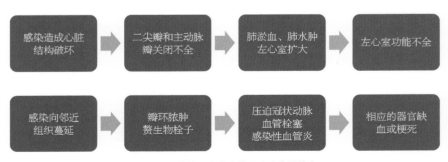

图8-0-1　感染性心内膜炎的血流动力学特点

三、超声诊断要点

（一）定性诊断

超声心动图评估IE最关键的步骤是发现感染的表现。心内膜感染的表现包括赘生物、脓肿、假性动脉瘤、穿孔、瘘管、瓣膜瘤和人工瓣膜瓣周漏等多种表现形式，但最常见的直接证据是赘生物（表8-0-1、表8-0-2）。

表8-0-1　赘生物的超声心动图诊断标准

赘 生 物	阳 性 特 征	阴 性 特 征
分布	附着于瓣膜上游	与瓣膜无关
回声	低回声	高回声
形态	形态不规则、无定形	表面光滑或呈纤维状
活动度	活动、振动	不活动
周围组织改变	伴有周围组织改变、瓣膜反流	无瓣膜反流

表8-0-2　超声心动图评估IE心内膜感染的依据

项 目	解 剖 形 态	超声心动图特征
赘生物	附着于心内结构或心腔内植入材料上的感染性团块	瓣膜或其他心内结构，或心腔内植入材料上振动或非振动的心腔内团块
脓肿	瓣周包裹化脓性物质，与心血管腔不相通的坏死性空腔	瓣周区域增厚的、非均匀的回声或无回声区表现
假性动脉瘤	瓣周与心血管腔相通的空腔	瓣周搏动的无回声区，彩色多普勒可探及血流
穿孔	心内膜组织的连续性中断	心内膜组织的连续性中断伴有彩色多普勒血流
瘘管	两个邻近空腔之间相通的管孔	彩色多普勒血流显示两个邻近无回声区通过一个管孔沟通
瓣膜瘤	瓣膜组织的囊袋状凸起	瓣膜组织囊袋状无回声区
人工瓣膜瓣周漏	人工瓣膜瓣周裂隙	瓣周反流，伴或不伴人工瓣的摆动

（二）定位诊断

1. 二尖瓣（图8-0-2、图8-0-3、视频8-0-1～视频8-0-3）

▶ 二维超声：赘生物常位于二尖瓣的左心房面，穿孔时可显示瓣膜回声中断，形成瓣膜瘤时显示瓣膜上囊袋样无回声区；发生瓣膜脓肿时，早期表现为瓣膜上团块样回声，随着病程进展相应部位可出现不均匀回声区或无回声区；发生腱索或乳头肌断裂时，瓣膜出现"连枷样"运动。

▶ 彩色多普勒：判断二尖瓣反流程度、反流束起源、有无瓣膜穿孔。

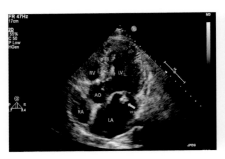

图8-0-2　二尖瓣赘生物。RV：右心室；LV：左心室；AO：主动脉；RA：右心房；LA：左心房；VEG：赘生物

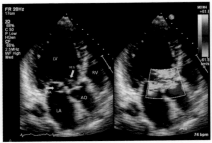

图8-0-3　二尖瓣瓣膜瘤并穿孔。RV：右心室；LV：左心室；VEG：赘生物；AO：主动脉；LA：左心房；MVA：二尖瓣瓣膜瘤

视频8-0-1
心尖五腔心切面示二尖瓣赘生物

视频8-0-2
心尖长轴切面示二尖瓣前叶瓣膜瘤伴穿孔，彩色多普勒示穿孔处血流

视频8-0-3
胸骨旁长轴切面示二尖瓣和主动脉瓣均有赘生物附着

2. 主动脉瓣（图8-0-4～图8-0-7、视频8-0-4～视频8-0-6）

▶ 二维超声：赘生物常位于主动脉瓣的左心室面，穿孔时可显示瓣膜回声中断，形成瓣膜瘤时显示瓣膜上囊袋样无回声区；发生瓣膜脓肿时，早期表现为瓣膜上团块样回声，随着病程进展相应部位可出现不均匀回声区或无回声区；发生瓣周脓肿时，瓣周区域出现不均匀回声区或无回声区。

▶ 彩色多普勒：判断主动脉瓣反流程度、反流束起源、有无瓣膜穿孔。

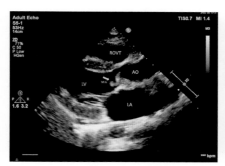

图8-0-4 主动脉瓣赘生物。ROVT：右心室流出道；LV：左心室；AO：主动脉；LA：左心房；VEG：赘生物

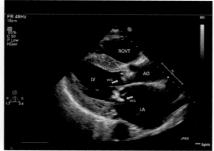

图8-0-5 二尖瓣和主动脉瓣赘生物。ROVT：右心室流出道；LV：左心室；AO：主动脉；LA：左心房；VEG：赘生物

视频8-0-4
胸骨旁长轴切面示主动脉瓣
赘生物和根部脓肿

视频8-0-5
大血管短轴切面示主动脉根
部脓肿

视频8-0-6
胸骨旁长轴切面示主动脉根
部脓肿

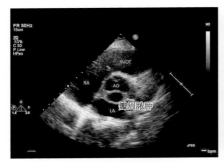 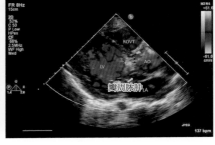

图8-0-6　主动脉瓣周脓肿。ROVT：右心室流出道；RA：右心房；AO：主动脉；LA：左心房

图8-0-7　主动脉瓣周脓肿。ROVT：右心室流出道；LV：左心室；AO：主动脉；LA：左心房

3. 三尖瓣（图8-0-8、视频8-0-7）

▶ 二维超声：累及三尖瓣较少见，赘生物多附着于三尖瓣前叶的右心房面，赘生物多比较大。

▶ 彩色多普勒：判断三尖瓣反流程度。

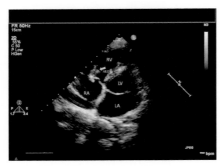

图8-0-8　三尖瓣赘生物。RV：右心室；RA：右心房；LV：左心室；LA：左心房；VEG：赘生物

视频8-0-7
二维超声示三尖瓣赘生物

4. 肺动脉瓣（图8-0-9、视频8-0-8）

▶ 二维超声：累及肺动脉瓣亦少见，赘生物多附着于肺动脉瓣的右心室面。

▶ 彩色多普勒：判断肺动脉瓣反流程度。

5. 其他部位（图8-0-10、图8-0-11、视频8-0-9）

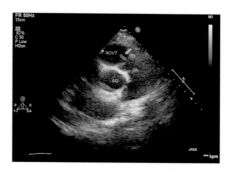

图8-0-9　肺动脉瓣赘生物。RVOT：右心室流出道；PA：肺动脉；AO：主动脉；VEG：赘生物

二维超声：感染性心内膜炎累及室间隔缺损处，可见赘生物附着于室间隔缺损处；动脉导管未闭合并IE时，肺动脉内可见赘生物附着。

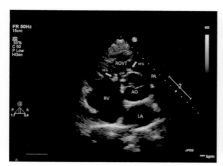

图8-0-10　室间隔缺损处赘生物。VSD：室间隔缺损；ROVT：右心室流出道；PA：肺动脉；AO：主动脉；LA：左心房；VEG：赘生物

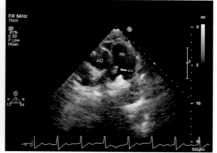

图8-0-11　动脉导管未闭，肺动脉赘生物。PA：肺动脉；AO：主动脉；PDA：动脉导管未闭；VEG：赘生物

视频8-0-8
二维超声示肺动脉瓣赘生物

视频8-0-9
二维超声示室间隔缺损处赘生物

6. 人工瓣膜和心脏装置相关IE(图8-0-12、图8-0-13、视频8-0-10、视频8-0-11)· 瓣膜感染是瓣膜置换术后的一种严重并发症,双瓣置换较单瓣置换的发生率高,主动脉瓣感染率高于二尖瓣和三尖瓣。感染常导致生物瓣破损、缝合线脱裂、瘘管和瓣周脓肿,也可导致机械瓣脱位,产生严重瓣周漏。和自体瓣膜一样,人工瓣膜IE的特征亦为赘生物形成,赘生物最常发生于人工瓣膜基底部与缝合环部位。

除人工瓣膜以外,心脏或血管内的其他人工材料也可感染,TTE或TEE可显示导线赘生物、新的瓣膜反流及脓肿形成。

四、注意事项

(1)赘生物一般发生于瓣膜的上游,即半月瓣心室侧和房室瓣心房侧,可以有蒂或无蒂,但其运动通常与瓣膜活动无关。

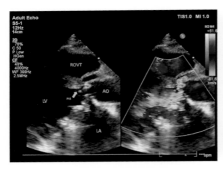

图8-0-12 人工机械主动脉瓣瓣周漏。ROVT:右心室流出道;AO:主动脉;LA:左心房;PVL:瓣周漏

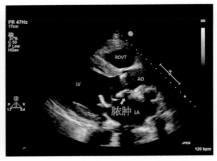

图8-0-13 人工生物主动脉瓣和二尖瓣置换术后瓣周脓肿。ROVT:右心室流出道;LV:左心室;AO:主动脉;LA:左心房

视频8-0-10
胸骨旁长轴切面示二尖瓣生物瓣和主动脉瓣生物瓣赘生物

视频8-0-11
胸骨旁长轴切面示主动脉瓣机械瓣赘生物及瓣周漏

（2）活动度较大或振动是大多数赘生物的典型特征，团块不活动时应该考虑可能为其他疾病。

（3）赘生物的形状和大小多变，可以随疾病发展而增大，也可经治疗或脱落发生栓塞而缩小。

（4）赘生物通常附着于瓣膜，但也可附着于腱索、心腔壁或任何外源性装置。

（5）感染可以破坏瓣膜的结构和功能，导致多数IE均伴有不同程度的瓣膜反流。

（6）任何单一的超声心动图特征都不能确定一个团块为赘生物。赘生物能否被检出取决于其大小、位置、有无基础心脏疾病、图像质量以及所用设备。大多数情况下赘生物大小至少3 mm方可显示。

（7）TEE的敏感性高于TTE，对较小的人工瓣膜赘生物以及赘生物所在位置TTE显示不清时，TEE具有优势。TEE的另一个优点在于可以明确IE的其他表现，如瓣周脓肿和瘘管形成。

首选TEE检查的情况包括：① TTE图像质量不能用于诊断；② 人工瓣膜；③ 临床怀疑存在脓肿形成的并发症。

第九章
心腔占位

第一节 · 心脏肿瘤

一、概述

心脏肿瘤（cardiac tumor）在临床上少见，可发生于任何年龄。原发性心脏肿瘤以良性多见，约占75%，恶性较为少见；继发性心脏肿瘤多为恶性，由其他部位肿瘤转移而来。心脏肿瘤的分类见表9-1-1。

表9-1-1 心脏肿瘤分类

原发性心脏肿瘤		转移性心脏肿瘤
良 性 肿 瘤	**恶 性 肿 瘤**	
黏液瘤	血管肉瘤	肺癌
脂肪瘤	横纹肌肉瘤	乳腺癌
乳头状弹性纤维瘤	纤维肉瘤	淋巴瘤
血管瘤	淋巴瘤	黑色素瘤
横纹肌瘤	间皮瘤	肝癌
纤维瘤	平滑肌肉瘤	肾癌
畸胎瘤	脂肪肉瘤	子宫静脉内平滑肌瘤病

二、原发性心脏肿瘤

（一）原发性良性心脏肿瘤

以黏液瘤（myxoma）最为多见，约占心脏良性肿瘤的50%，其次为脂肪瘤、乳头状弹性纤维瘤等。

1. **黏液瘤** · 左心房最为多见（约75%），其次为右心房（约18%），心室较为少见。

卵圆窝是常见的附着部位,亦可附着于房室壁、瓣膜,可通过蒂或宽基底部相连。常为单发,亦可多发或多心腔并存;瘤体大小悬殊,大者可充填大部分心腔。

超声诊断要点如下。

(1)为实质性结构,类圆形多见,或不规则形,可呈分叶状。

(2)多为中等均质回声,伴有内部局部钙化或液化坏死时,可对应局部高回声或低回声。

(3)瘤体具有一定的活动度,一般质地较疏松,可随血流前向伸展,如较大的心房黏液瘤,收缩期位于心房内,舒张期可延伸至房室瓣口,甚至部分进入心室腔,并导致房室瓣相对性狭窄。疏松的肿瘤组织存在脱落的风险,可反复引起不同部位的栓塞(图9-1-1、视频9-1-1、视频9-1-2)。

2. 乳头状弹性纤维瘤·发生率约占原发性心脏肿瘤的10%,以老年人多见。它常起源于主动脉瓣或二尖瓣,是心脏瓣膜肿瘤最常见的生长方式。

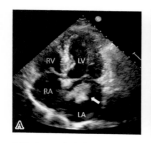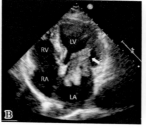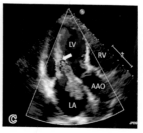

图9-1-1　左心房黏液瘤。心尖四腔心切面,二维超声显示左心房内黏液瘤附着于卵圆窝,收缩期瘤体位于左心房内(A图,箭头所示)。舒张期疏松的瘤体越过二尖瓣口,部分进入左心室(B图,箭头所示)。心尖三腔心切面,彩色多普勒显示二尖瓣口前向血流加速,提示二尖瓣相对性狭窄(C图,箭头所示)。LA:左心房;RA:右心房;LV:左心室;RV:右心室;AAO:升主动脉

视频9-1-1
二维超声显示左心房黏液瘤
及二尖瓣口前向血流加速

视频9-1-2
二维超声显示左心房黏液瘤
及二尖瓣口前向血流加速

超声诊断要点如下。

（1）瘤体通常较小，可在数毫米至2 cm。

（2）形态可呈类圆形或不规则，表面呈分叶状。

（3）通常经细蒂附着于瓣膜下游面。一般不引起瓣膜的狭窄，较少引起明显的瓣膜反流。

（4）瘤体通常具有较大的活动度，易脱落导致反复栓塞（图9-1-2、视频9-1-3）。

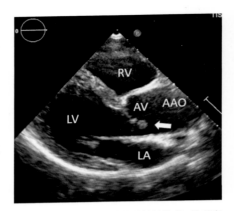

图9-1-2　主动脉瓣乳头状弹性纤维瘤。胸骨旁长轴切面，二维超声显示乳头状弹性纤维瘤通过细蒂与无冠瓣相连，瘤体位于主动脉侧，有明显的活动度（箭头所示）。LA：左心房；LV：左心室；RV：右心室；AV：主动脉瓣；AAO：升主动脉

3. 脂肪瘤·可发生于各个年龄，以40～60岁多见，可生长于心脏各个部位，通常无临床症状。

超声诊断要点如下。

（1）稍高回声实质性结构，附着面较宽，无活动性。

（2）通常具有完整的包膜。

（3）心内膜下较常见，以右心房及左心室为主，依据肿瘤的大小及部位可引起心腔不同位置的梗阻。生长于心外膜可压迫邻近结构，如冠状动脉受压可引起心绞痛；心肌内的脂肪瘤，可作为引起心律失常的病灶（图9-1-3）。

（二）原发性恶性心脏肿瘤

主要为各种肉瘤（sarcoma），可发生于任何心腔，以右心房多见。其中，血管肉瘤最为常见，约占肉瘤的30%，多见于中年男性；其次为横纹肌肉

视频9-1-3
二维超声显示无冠瓣尖主动脉侧乳头状弹性纤维瘤通过细蒂相连并甩动

瘤、纤维肉瘤、平滑肌肉瘤等。

超声诊断要点如下。

（1）位于心腔、房室壁或凸向心包腔，形态多不规则，可呈分叶状。

（2）基底较宽，活动度差，呈现浸润性生长，通常与邻近组织分界不清。

（3）侵犯正常的心肌组织时，可引起局部心肌功能的异常；累及瓣膜时，可影响瓣膜功能。

（4）多伴有心包积液，甚至引起心脏压塞（图9-1-4、视频9-1-4）。

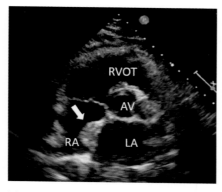

图9-1-3　房间隔脂肪瘤。胸骨旁大动脉短轴切面，二维超声显示房间隔增厚，回声增强，边界清晰（箭头所示）。LA：左心房；RA：右心房；RVOT：右心室流出道；AV：主动脉瓣

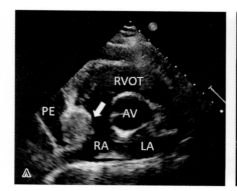
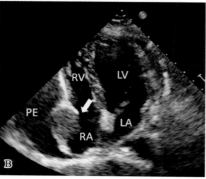

图9-1-4　右心房血管肉瘤。胸骨旁大动脉短轴（A图，箭头所示）及心尖四腔心切面（B图，箭头所示），二维超声显示右心房侧壁血管肉瘤，边界不清，侵蚀正常的右心房壁。LA：左心房；RA：右心房；LV：左心室；RV：右心室；RVOT：右心室流出道；AV：主动脉瓣；PE：心包积液

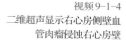

视频9-1-4
二维超声显示右心房侧壁血管肉瘤侵蚀右心房壁

三、继发性心脏肿瘤

心脏的继发性肿瘤相对其他部位较为少见,但远多于心脏原发性肿瘤。心脏继发性肿瘤可有多种转移方式,包括毗邻器官肿瘤的浸润、血行或淋巴播散、腔静脉直接蔓延等。原发肿瘤可见于肺癌、乳腺癌、淋巴瘤、黑色素瘤、肝癌、肾癌及子宫静脉内平滑肌瘤病等。心脏各心腔、心肌及心包均可被肿瘤所侵犯,其中以心房转移瘤相对多见(图9-1-5、视频9-1-5)。

心脏继发性肿瘤的诊断有赖于对原发肿瘤部位的确认,可借助其他影像学检查以及合理利用超声技术对心腔内肿瘤来源进行追踪,从而达到诊断的目的。

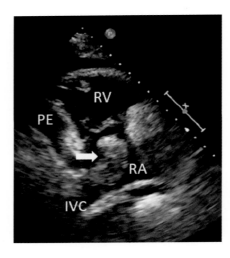

图9-1-5
肝癌右心房转移。右心室流入切面,肝癌经下腔静脉直接蔓延至右心房内(箭头所示),下腔静脉右心房开口处几乎被肿瘤组织充填。RA: 右心房;RV: 右心室;IVC: 下腔静脉;PE: 心包积液

视频9-1-5
心包转移性肿瘤、心包积液

四、鉴别诊断

1. 良恶性鉴别 · 良性心脏肿瘤一般边界清晰、形状规则,有蒂或窄基底部,通常不会破坏心脏的原有结构;而恶性心脏肿瘤多呈浸润性生长,边界不清,形态不规则,可侵犯正常的心脏组织。

2. 与其他组织鉴别 · 心脏肿瘤常需与心腔血栓鉴别,后者一般具有心腔血栓形成的基础。另外,需与心脏结构变异、心包囊肿、心内膜弹力纤维增生症、赘生物等鉴别。

五、注意事项

超声心动图主要评估原发性与转移性心脏肿瘤的部位、累及的范围、对心内结构及血流动力学影响、心室壁的收缩活动及心包积液等,可以了解肿瘤在心脏的进展情况以及作为治疗后的动态随访。结合其他影像学检查,可以提高肿瘤性疾病诊断的准确性。当然,病理是确诊肿瘤性疾病及区分良、恶性最可靠的手段。

第二节 · 心腔血栓

一、概述

心腔血栓(cardiac thrombus)可见于心脏的各个腔室,其中以左心房及左心室血栓形成较为常见。心腔血栓可引起严重的栓塞事件,及时发现心腔内的血栓尤为重要。临床上,超声心动图是常用、便捷且可靠的心腔血栓发现及动态监测的检查方法。

心腔血栓大多由各种心脏基础疾病引起心腔内血液淤滞,而诱发原位血栓形成,是心腔血栓最常见的形成方式。心腔内植入物(深静脉置管、起搏导线、人工瓣膜、封堵器等)可作为心腔内血栓形成的附着部位,引起植入物相关血栓。另外,外周静脉血栓的移行亦可为右心系统(右心房室、肺动脉)血栓的成因。

二、超声特征

1. 形态·形态多样,可呈类圆形、新月形、条索状或不规则等形态,与血栓形成的不同部位有关。

2. 数量·可呈一处存在,或同一心腔内出现多处,亦可同时多发,存在于多个心腔内。

3. 大小·变化较大,可小至数毫米,大者可达数厘米,甚至充填大部分心腔。

4. 回声·新鲜血栓回声通常较低,随心脏舒缩活动存在一定弹性,而机化性血栓回声增强、质地较密实,伴有钙化时可呈高回声。

5. 活动度·多数心腔内血栓基底部较宽,附着位置较固定,无明显活动度;少数血栓游离端可漂动于心腔内,偶可见完全游离于心腔内的血栓。

三、超声诊断要点

1. 原位血栓形成

▶ 左心房血栓:多见于风湿性心脏病二尖瓣狭窄(或人工瓣再狭窄)、心房颤动、缩窄性心包炎、限制型心肌病等可引起左心房内血液淤滞的疾病。血栓可附着于左心房内各个部位,尤以左心耳多见。对左心耳内的血栓,食管超声心动图的敏感性明显优于经胸超声心动图。心房内血液出现自发显影、呈云雾状,提示血栓形成前状态(图9-2-1)。

▶ 左心室血栓:可见于心肌梗死、心尖部室壁瘤、心肌病(扩张型心肌病、酒精性心肌病等)、心肌致密化不全等可引起左心室腔整体或局部血液淤滞的疾病。其中以心尖部室壁瘤伴发附壁血栓较为常见(图9-2-2、视频9-2-1),往往与心尖部心内膜区分较困难,短轴切面及心尖长轴切面的多角度扫查,可提高检出率。

▶ 右心房和右心室血栓:右心系统原位血栓形成相对少见。右心房原

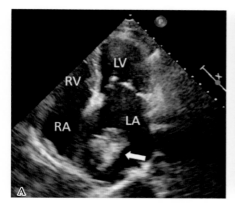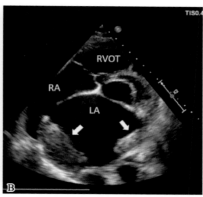

图9-2-1　风湿性心脏病二尖瓣狭窄和左心房血栓。心尖四腔心切面，二维超声显示二尖瓣开放受限，左心房顶部大块附壁血栓形成（A图，箭头所示）。胸骨旁大动脉短轴过渡切面，二维超声显示左心房顶部及左心耳口处均见附壁血栓形成（B图，箭头所示）。LA：左心房；RA：右心房；LV：左心室；RV：右心室；RVOT：右心室流出道

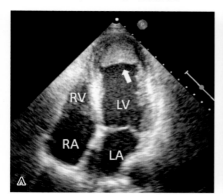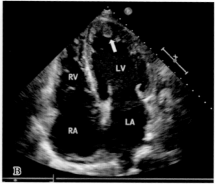

图9-2-2　左心室血栓。心尖四腔心切面，二维超声显示心肌梗死后左心室心尖部变薄膨展，心尖部大块附壁血栓形成（A图，箭头所示）。心尖四腔心切面，二维超声显示扩张型心肌病，左心室扩大，左心室心尖部附壁血栓形成（B图，箭头所示）。LA：左心房；RA：右心房；LV：左心室；RV：右心室

视频9-2-1
二维超声显示心肌梗死后左
心室心尖部变薄膨展、矛盾
运动，伴附壁血栓形成

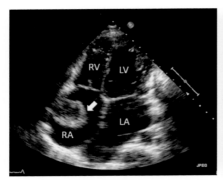 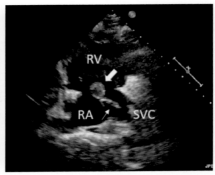

图9-2-3　缩窄性心包炎和右心房血栓。心尖四腔心切面,二维超声显示双房增大,左右心室舒张活动受限,右心房侧壁大块附壁血栓形成(箭头所示)。LA:左心房;RA:右心房;LV:左心室;RV:右心室

图9-2-4　上腔静脉置管血栓附着。右心室流入道切面,二维超声显示上腔静脉置管表面欠光滑(细箭头所示),并见血栓附着其上(粗箭头所示)。RA:右心房;RV:右心室;SVC:上腔静脉

位血栓形成的病因与左心房相类似(图9-2-3、视频9-2-2);右心室血栓可见于右心室心肌梗死、右心室心肌病等疾病。

　　2. **植入物相关血栓**·心腔内植入物均可成为血栓的附着位点,从而诱发植入物相关血栓,以右心系统多见。因血栓附着面通常较小,新鲜形成的血栓往往存在明显的活动度,脱落风险较大(图9-2-4)。及时的超声诊断以指导临床的抗凝治疗,对预防栓塞尤为重要。

四、注意事项

　　心腔内血栓的诊断,需进行多切面的仔细探查,从而减少伪像的干扰;心脏的基础疾病以及其他病史的询问对血栓的诊断至关重要。同时,需对血栓特征进行全面细致的观察,特别是对血栓脱落风险的评估对临床尤为重要。

视频9-2-2
二维超声显示缩窄性心包炎
表现,右心房侧壁附壁血栓
形成

第十章

心包疾病

第一节 · 缩窄性心包炎

一、概述

正常心包的厚度为1～2 mm,有保护及润滑心脏的作用,由外侧的纤维性心包及内侧双层的浆膜性心包构成,纤维性心包厚而不易伸展;心脏表面的浆膜性心包即心外膜,浆膜性心包包绕大血管近端并折返,形成脏、壁两层,其间潜在的腔隙即心包腔。缩窄性心包炎(constrictive pericarditis,CP)是由于多种原因引起的心包慢性炎症导致心包增厚、粘连、纤维化,使心包顺应性下降,从而限制心脏充盈功能的病理改变,可伴或不伴心包积液。缩窄性心包炎常继发于急性心包炎,其病因很多,在我国最常见的原因是感染性,其中以结核性心包炎居多,其他病因包括医源性(心脏术后、放疗后、药物)、尿毒症、心包肿瘤、Dressler综合征、结缔组织病、创伤等。

二、血流动力学主要特点

缩窄性心包炎的血流动力学主要特点见图10-1-1。

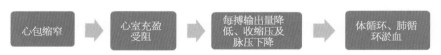

图10-1-1 缩窄性心包炎的血流动力学特点

三、超声诊断要点

1. 二维及M型超声心动图表现

▶ 心包增厚、回声增强,可有钙化及心包积液;房室沟处明显。

▶ 心脏外形改变：双心房轻至中度增大，房室交界后角变小（<150°），心脏外形呈梨形。

▶ 舒张期室间隔抖动（反弹）征（视频10-1-1、视频10-1-2）。

▶ 室间隔随呼吸运动摆动，吸气时室间隔移向左心室，呼气时室间隔移向右心室。

▶ 下腔静脉及肝静脉扩张，下腔静脉宽度呼吸变异减小（图10-1-2、图10-1-3）。

2. 多普勒超声心动图表现

（1）二尖瓣及三尖瓣舒张早期血流速度E峰值较高。

（2）组织多普勒二尖瓣环运动速度E′峰峰值>12 cm/s。

（3）吸气时二尖瓣舒张早期血流速度E峰峰值降低>25%，三尖瓣舒张早期血流速度E峰峰值升高>40%～60%（图10-1-4）。

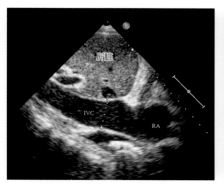
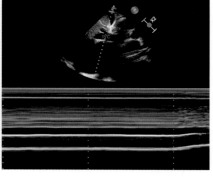

图10-1-2　下腔静脉增宽。IVC：下腔静脉；RA：右心房

图10-1-3　M型超声心动图示下腔静脉宽度随呼吸变异减小。IVC：下腔静脉

视频10-1-1
心尖四腔心切面显示心包回声增强、双心房增大、舒张期室间隔抖动

视频10-1-2
心尖四腔心切面显示舒张期室间隔反弹征

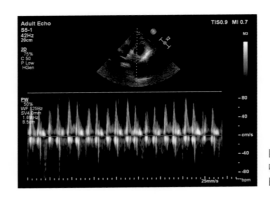

图10-1-4
吸气时二尖瓣舒张早期血流速度E峰值
降低>25%

（4）二尖瓣及三尖瓣血流速度E峰减速时间缩短（deceleration time，DT）≤160 ms。

缩窄性心包炎应与限制型心肌病鉴别诊断，诊断要点见表10-1-1。

表10-1-1　缩窄性心包炎与限制型心肌病的超声心动图鉴别

项　目	缩窄性心包炎	限制型心肌病
心包回声	增厚、回声增强	正常
心房显著扩大	不常见	常见
室间隔抖动	舒张期抖动（notching）	正常
二尖瓣E峰峰值随呼吸变化	>25%	随呼吸变化极小
二尖瓣环运动速度（E′）	>12 cm/s	<8 cm/s
肺动脉高压	少见	常见

第二节 · 心包积液

一、概述

正常情况下心包腔内含10～30 ml液体，当心包内液体超过正常量，导致心包脏、壁层分离时，可诊断为心包积液（pericardial effusion，PE）。心包积液是最常见的心包疾病，其病因包括特发性因素、感染性因素、自身免疫性、肿瘤性、代谢性疾病、心肌梗死后、主动脉根部夹层、物理或化学性及其他系统性疾病。超声心动图是目前诊断心包积液的最常用手段，不仅可评估心包积液的量、位置、是否为包裹性、是否有心脏压塞，而且对心包穿刺术有重要的指导意义。

二、血流动力学主要特点

心包积液的血流动力学主要特点见图10-2-1。

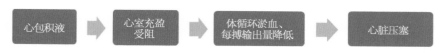

图10-2-1　心包积液的血流动力学特点

少量心包积液可无明显血流动力学改变。血流动力学损害程度的影响因素包括心包积液的量、积液累积的速度、心包顺应性及心脏功能。短时间内出现100 ml心包积液可能引起心脏压塞，但若积液积聚时间较长，心包代偿性扩张，即使大量心包积液（500～1 000 ml）也不会出现心脏压塞；局限性心包粘连或心包积液的局部机化可导致不典型的心脏压塞；弥漫性心包积液或（和）心包瘢痕可导致渗出性缩窄性心包炎。

三、超声诊断要点

（一）心包积液的半定量评估

1. **极少量（30～50 ml）**·由于重力作用，心包积液常首先积聚于心脏膈面。二维超声心动图可见无回声区常仅位于心脏后方，舒张期厚度<5 mm，最常见于房室沟附近，收缩期出现，舒张期消失。

2. **少量（50～200 ml）**·无回声区常仅位于心脏后方，舒张期厚度<10 mm，仅引起心包脏层和纤维心包的轻微分离，右心室前方心包内常无液性暗区。

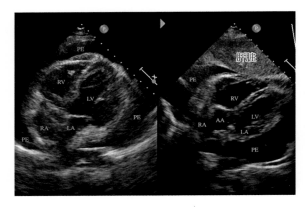

图 10-2-2
心尖五腔心及剑突下五腔心切面示心包腔内大量心包积液,包绕心脏。PE:心包积液;LV:左心室;LA:左心房;RV:右心室;RA:右心房;AA:升主动脉

3. 中等量(200～500 ml)・舒张期无回声区厚度为 10～20 mm,沿着心脏后壁分布。

4. 大量(>500 ml)・环绕心脏,舒张期无回声区厚度 >20 mm,心脏摆动(图 10-2-2)。

(二)包裹性心包积液

心包腔内局限性无回声区,不随体位变化,可伴有心包腔内纤维条索交织呈网格状,心包局部增厚。

心包积液分布不均、随体位变化或为包裹性心包积液时准确半定量常较困难,需结合多个切面综合评估。

(三)心包积液的性质

若多切面探查心包积液为均匀无回声区,随体位变化大,则提示浆液性心包积液。当心包内出现条索状、团块状回声,提示纤维渗出性积液、化脓性积液或血性积液。

四、鉴别诊断

1. 胸腔积液・其鉴别要点是降主动脉的位置,胸骨旁左心室长轴切面

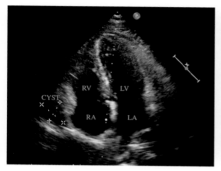
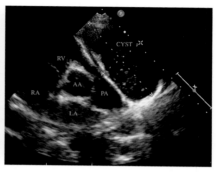

图10-2-3　胸骨旁四腔心切面示右心房侧方心包囊肿。LV：左心室；LA：左心房；RV：右心室；RA：右心房；CYST：囊肿

图10-2-4　胸骨旁大动脉短轴切面示肺动脉外侧缘心包囊肿。LA：左心房；RV：右心室；RA：右心房；AA：升主动脉；PA：肺动脉；CYST：囊肿

及心尖四腔心切面心包积液的无回声区位于降主动脉前方，而胸腔积液位于其后方。

2. 心包囊肿·其与少量包裹性心包积液的鉴别常较困难，心包囊肿常无明显心包增厚，边界光滑，心包腔内无纤维条索（图10-2-3、图10-2-4）。

3. 心包脂肪垫·心包脂肪垫位于心尖部侧壁侧方壁层心包外，呈低回声。

4. 心包内脂肪·房室沟处常见高回声脂肪影，呈团块状，随心动摆动，有心包积液时显示更清楚，需与心包内条索鉴别。

第三节 · 心脏压塞

一、概述

心脏压塞（cardiac tamponade，CT）的诊断基于临床和影像学检查综合评估，不能仅依据心包积液的容量多少来下结论。当心包积液积聚到一定程度或因其快速集聚而超出心脏的代偿能力时，出现心脏每搏输出量严重降低、低血压、心动过速、循环衰竭至产生休克，即心脏压塞。

二、血流动力学主要特点

心脏压塞的血流动力学主要特点见图10-3-1。

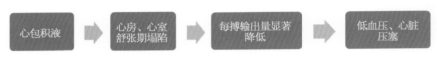

图10-3-1 心脏压塞的血流动力学特点

三、超声诊断要点（视频10-3-1）

（1）心包腔内可见大量心包积液及心脏摆动。

（2）右心房舒张末期塌陷。

（3）右心室舒张早期塌陷。

（4）心室大小随呼吸变化：吸气时右心室容量增加,左心室容量下降。

（5）二尖瓣及三尖瓣血流速度随呼吸变化：吸气后二尖瓣流速较呼气后下降30%～50%。

（6）下腔静脉增宽,其宽度呼吸变异率<50%。

视频10-3-1
心脏压塞的超声影像

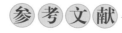

[1] Lang RM, Badano LP, Mor-Avi V, et al. Recommendations for cardiac chamber quantification by echocardiography in adults: an update from the American Society of Echocardiography and the European Association of Cardiovascular Imaging[J]. J Am Soc Echocardiogr, 2015, 28(1): 1–39.

[2] 中华医学会超声医学分会超声心动图学组. 中国成年人超声心动图检查测量指南[J]. 中华超声影像学杂志, 2016, 25(8): 645–666.

[3] Nagueh SF, Smiseth OA, Appleton CP, et al. Recommendations for the evaluation of left ventricular diastolic function by echocardiography: an update from the American Society of Echocardiography and the European Association of Cardiovascular Imaging[J]. J Am Soc Echocardiogr, 2016, 29(4): 277–314.

[4] Nagueh SF, Appleton CP, Gillebert TC, et al. Recommendations for the evaluation of left ventricular diastolic function by echocardiography [J]. J Am Soc Echocardiogr, 2009, 22(2): 107–133.

[5] Rudski LG, Lai WW, Afilalo J, et al. Guidelines for the echocardiographic assessment of the right heart in adults: a report from the American Society of Echocardiography endorsed by the European Association of Echocardiography, a registered branch of the European Society of Cardiology, and the Canadian Society of Echocardiography [J]. J Am Soc Echocardiogr, 2010, 23(7): 685–713.

[6] Galiè N, Humbert M, Vachiery JL, et al. 2015 ESC/ERS Guidelines for the diagnosis and treatment of pulmonary hypertension: the joint task force for the diagnosis and treatment of pulmonary hypertension of the European Society of Cardiology (ESC) and the European Respiratory Society (ERS): endorsed by: association for European Paediatric and Congenital Cardiology (AEPC), International Society for Heart and Lung Transplantation (ISHLT)[J]. Eur Heart J, 2016, 37(1): 67–119.

[7] Baumgartner H, Hung J, Bermejo J, et al. Recommendations on the echocardiographic

assessment of aortic valve stenosis: a focused update from the European Association of Cardiovascular Imaging and the American Society of Echocardiography[J]. J Am Soc Echocardiogr, 2017, 30(4): 372-392.

[8]   CH Ridley, P Vallabhajosyula, JE Bavaria, et al. The sievers classification of the bicuspid aortic valve for the perioperative echocardiographer: the importance of valve phenotype for aortic valve repair in the era of the functional aortic annulus [J]. Journal of Cardiothoracic & Vascular Anesthesia, 2016, 30(4): 1142-1151.

[9]   Mitchell C, Rahko PS, Blauwet LA, et al. Guidelines for performing a comprehensive transthoracic echocardiographic examination in adults: recommendations from the American Society of Echocardiography[J]. J Am Soc Echocardiogr, 2018.[Epub ahead of print]